MANUEL

DES

INJECTIONS SOUS-CUTANÉES

Châteauroux. — Typ. et Stéréotyp. A. MAJESTÉ

PUBLICATIONS DU *PROGRÈS MÉDICAL*

MANUEL DES INJECTIONS SOUS-CUTANÉES

PAR

BOURNEVILLE
MÉDECIN DE BICÊTRE

ET

BRICON
DOCTEUR EN MÉDECINE

2e ÉDITION, REVUE ET AUGMENTÉE

PARIS

LIBRAIRIE DU PROGRÈS MÉDICAL
14, rue des Carmes

A. DELAHAYE & E. LECROSNIER
ÉDITEURS
Place de l'École de Médecine

1885

PRÉFACE DE LA 2e ÉDITION

Le public médical a fait un si bon accueil au *Manuel des injections sous-cutanées* que la première édition s'est trouvée épuisée en moins de deux ans. Ce succès nous faisait une obligation d'apporter le plus grand soin à la révision de notre œuvre et de la tenir le plus exactement possible au courant de la littérature médicale.

A la liste déjà longue des médicaments employés par la méthode hypodermique, qui figuraient dans la première édition, nous avons dû en ajouter un certain nombre qui ont été administrés par la voie sous-cutanée durant ces deux dernières années. Tels sont : *l'acide chrysophanique*, *l'acide osmique*, *l'agaricine*, *l'antipyrine*, *la convallaria maialis*, *la cocaïne*, *la cotoïne*, *l'eucalyptol*, *l'ich-*

thyol, la kaïrine, la nitro-glycérine, la paracotoïne, la paraldéhyde, la pereirine, le permanganate de potasse, le salicylate de soude et la thalline.

Bien que nous ayons consulté tous les recueils périodiques que nous avons pu nous procurer, et le chiffre en est considérable ; bien que nous ayons tenu compte des trop rares observations qui nous ont été adressées, nous maintenons encore l'appel que nous avons déjà adressé à nos lecteurs : c'est-à-dire que nous les prions de nous signaler les erreurs et les omissions qu'ils remarqueront dans cette nouvelle édition.

B. et P. B.

1er juillet 1885.

INTRODUCTION

Historique [1].

Les premiers essais d'injections hypodermiques paraissent dus à M. Rynd (*Dublin medical Press*, 12 mars 1845) ; mais c'est à M. A. Wood [2] (1855) que nous devons la vulgarisation de cette méthode. En Angleterre, nous citerons, parmi les premiers expérimentateurs, MM. Wright (observations publiées dans le mémoire de Wood), Oliver, Bonnar, B. Bell, Ch. Hunter (qui donna le nom d'*hypoder-*

1. Nous rappellerons que l'injection médicamenteuse par les veines eut une grande vogue au XVIIe siècle ; que la *méthode endermique* (Lambert), et la *méthode d'inoculation* (Lafargue) ont eu de nombreux partisans dans la première moitié de ce siècle, sans parler de la méthode des injections sèches de M. Bruns (1869) (Voir Eulenburg, *Percutane, intrac., subc., Arznei-Application*, 1880, pp. 4, 28, 30, 31). Valleix, qui avait usé de la méthode endermique dans les névralgies, avait aussi tenté l'introduction sous-cutanée, au niveau des points douloureux névralgiques, de substances médicamenteuses à l'aide d'aiguilles à acupuncture ; nous ajouterons que les physiologistes avaient depuis longtemps usé de la méthode hypodermique. (Gaspard, Magendie).

2. M. Sieveking (de Londres) a réclamé la priorité pour M. Kurzak (de Vienne). (*Lancet*, 1861, vol. I, p. 309.) — Selon M. Bartholow, M. J. Taylor, dans une communication à la *Gazette médicale de New-York*, prétendrait avoir usé, de concert avec M. Washington, de la méthode hypodermique dès 1839 ; ce procédé leur aurait été suggéré par la méthode d'inoculation de Lafargue ; ils se servaient de la seringue d'Anel. — M. Langenbeck aurait aussi, avant Rynd, employé la méthode hypodermique, mais il l'aurait ensuite abandonnée pour la méthode par inoculation.

mique à la méthode sous-cutanée), Fuller, Cadwell, Cowan, Anstie, etc.

La méthode hypodermique fut introduite en France par Béhier et Courty[1] ; leur exemple fut bientôt imité par de nombreux auteurs : Hérard, Vella, Vulpian, Follin, Gintrac, Benoit, Fournier, Dupuy, Dolbeau, Gosselin, Becquerel, Bourdon, etc., etc.

En Allemagne, MM. Bertrand (de Schlagenbad) et Genth (1857), A. V. Franque, Eulenburg, Lebert, Erlenmeyer, Semeleder, Oppolzer, Zülzer, Südeckum, V. Græfe, Scholz, Hermann, Lorent, Nussbaum, Scanzoni, etc., furent des premiers à pratiquer les injections sous-cutanées.

En Italie, M. Gherini (de Milan) (1861), puis B. Guala (de Brescia), employèrent d'abord les injections hypodermiques ; citons encore, dans ce même pays, les noms de Timermans (de Turin), Lesi, Porta, Scarenzio, Petrini, Monteverdi, Schivardi, etc.

M. Ruppaner aurait, le premier, introduit la méthode hypodermique aux États-Unis (1860) ; toutefois M. Bartholow, attribue la priorité à M. Fordyce Baker (de New-York) (1856), puis à M. Elliot (1857).

Nous croyons utile d'indiquer ici les principaux *traités* et les *thèses* intéressantes qui ont rapport à la méthode hypodermique considérée dans son ensemble.

1. Ils se servaient de la seringue que Pravaz avait imaginée pour les injections coagulantes de perchlorure de fer.

SUDECKUM. — *Subcutane Injectionen medicamentoser Flüssigkeiten*. Inaugural-Abhandlung. Iéna, 1863.

GAUDRY. — *Injections sous-cutanées*. Thèse de Paris, 1863.

BOIS. — *De la méthode des injections sous-cutanées*. Paris, 1864.

ERLENMEYER. — *Die subcutanen Injectionen der Arzneimittel*, 1re édit., 1864.

EULENBURG. — *Die hypodermatische Injection der Arzneimittel*, 1re édit., 1865.

HUNTER (Ch.). — *On speedy relief of pain and other nervous affections by means of the hypodermic method*. London, 1865.

RUPPANER. — *Hypodermic injections in the treatment of neuralgia, rheumatism, gout and other diseases*. Boston, 1865.

LOREET. — *Die hypodermatischen Injection nach klinischen Erfahrungen*. Leipzig, 1865.

JOUSSET (de Bellesme). — *De la méthode hypodermique et de la pratique des injections sous-cutanées*. Paris, 1865.

GALLOT. — *De la méthode hypodermique en général et des injections sous-cutanées de sulfate d'atropine en particulier*. Thèse de Paris, 1866.

SCHIVARDI. — *La medicazione ipodermica*. Milan, 1868.

DENIS (A.). — *Considérations et expériences sur la méthode hypodermique*. Thèse, Strasbourg, 1868.

LESI. — *La siringa di Pravaz e le injezione ipodermiche*, 1868.

MICHALSLI. — *De la méthode hypodermique*. Thèse, Paris, 1868.

BARTHOLOW. — *Manual of hypodermic medication*. Philadelphie, 1re édit., 1870; 4e édit., 1882.

SALVADOR BADIA. — *La curacion de la syphilis por las inyecciones hypodérmicas de bicloruro hydrar-*

gyrico segun los métodos de los profesores Lewin (de Berlin) y Letamendi (de Barcelona) con un appendice sobre la medicacion hipodérmica en general. — Barcelona, 1873.

LUTON. — *Etudes de thérapeutique générale et spéciale. Injections hypodermiques*, p. 193. Paris, 1882.

EULENBURG. — *Percutane, intracutane und subcutane Arznei-application*, in *Handbuch der allgemeinen Therapie*, von H. V. Ziemssen. Leipzig, 1880, B. I. III Theil.

BERNATZIK. — *Hypodermatische Methode* in *Real-Encyclopaedie der gesammten Heilkunde*. B. VII. 1881, pp. 21 et suiv.

COCHET. — *Contributions à l'étude des injections hypodermiques.* Thèse de Paris, 1883.

FEDERICO GOMEZ DE LA MATA. — *Manual de inyecciones Hipodermicas.* Madrid. Ce manuel a été fait en grande partie avec les articles de notre travail parus dans le *Progrès médical* en 1883.

LUTON. — *Transfusions hypodermiques* (*Archives générales de médecine*, décembre 1884).

Absorption sous-cutanée.

L'absorption par le tissu cellulaire est admise par tous les auteurs; elle est constante, régulière et s'opère avec une très grande rapidité [1], moin-

1. L'accélération ou le retard de l'absorption peuvent être provoqués expérimentalement par la section ou la galvanisation du grand sympathique (voir à ce sujet: Bernard (Cl.) *Leçons de pathologie exp.* 1872, pp. 283-287). En dehors de l'influence du système nerveux sur la rapidité de l'absorption, il est à noter que toutes les substances ne sont pas absorbées également vite (Expérience de Cl. Bernard avec le ferro-cyanure de potassium et le lactate de fer. De plus, pour une même substance, la rapidité de son absorption varie en raison directe de la solution).

dre pourtant que l'absorption par la muqueuse respiratoire ou par les veines (Injection intraveineuse).

Telle est la règle générale. Mais il est des circonstances dans lesquelles l'absorption est modifiée. C'est ainsi que des substances médicamenteuses, introduites sous la peau, peuvent, par leur action locale, déterminer des accidents inflammatoires qui viennent troubler les effets thérapeutiques et physiologiques, ou même les supprimer [1], en mettant obstacle à l'absorption. Ce dernier résultat est quelquefois recherché, par exemple, lorsque, dans la pustule maligne, on essaie de circonscrire le siège primitif de la matière, à l'aide d'injections périphériques iodées.

L'absorption par le tissu cellulaire étant reconnue, incontestée, il reste à démontrer de quelle manière elle s'effectue. Ici, nous nous trouvons en présence de plusieurs opinions : *absorption* par les veines, les capillaires, les lymphatiques, *diffusion*, etc. Nous croyons que, dans l'état actuel de nos connaissances, on doit admettre que l'absorption dans le tissu cellulaire sous-cutané se fait surtout par l'intermédiaire du système lymphatique ; et, à l'appui de cette opinion, nous ne saurions invoquer de meilleur témoignage que celui de M. Ranvier [2].

« Les fibres et les membranes dont est formé le tissu conjonctif constituent, dit-il, un système

1. Un grand nombre de substances se coagulent avec l'albumine.
2. *Traité technique d'histologie*, p. 425.

continu à lui-même dans tout l'organisme en sillonnant et en cloisonnant, en divers sens, un vaste réservoir dont toutes les cavités communiquent entre elles. En font aussi bien partie les grandes cavités séreuses que les interstices du tissu conjonctif lâche. Ce réservoir appartient au système lymphatique, et dans toutes ses parties il contient des éléments de la lymphe. La communication directe des grandes cavités séreuses avec les vaisseaux lymphatiques est un fait définitivement acquis à la science ; on discute encore aujourd'hui l'origine des vaisseaux lymphatiques dans les mailles du tissu conjonctif lâche, mais à propos du système lymphatique, nous exposerons une série de faits qui tendent à prouver qu'ils prennent réellement leur origine dans les interstices de ce tissu [1]. »

Au point de vue de l'*administration des médicaments*, l'injection sous-cutanée, outre la rapidité de l'absorption, quand la substance injectée ne provoque pas d'accidents locaux, offre encore cet avantage capital que le médicament est absorbé en totalité sans modifications, toutes conditions qui placent la méthode hypodermique bien au-dessus des autres modes d'administration thérapeutique.

Les expériences de MM. Eulenburg et A. Denis démontrent que le *choix du lieu* de l'injection exerce une action importante sur la rapidité de

1. Voir aussi : Ranvier, *loc. cit.*, p. 656.

l'absorption ; aussi les effets produits par l'injection de doses semblables varient-ils avec la région. MM. Eulenburg et Denis [1] ont fait à ce sujet d'intéressantes recherches résumées dans le tableau suivant :

1° Tempes et joues.
2° Épigastre.
3° Partie antérieure du thorax.
4° Régions sus et sous-claviculaires.
5° Partie interne du bras et de la cuisse.
6° Nuque.
7° Partie externe de la cuisse et du bras.
8° Avant-bras.
9° Jambe.
10° Pied.
11° Dos (dans ces deux dernières régions l'effet est souvent nul).

Malgré l'autorité qui s'attache au nom des auteurs que nous avons cités, il nous semble prudent de faire quelques réserves sur cette classification.

Solutions.

Les détails dans lesquels nous sommes entrés à propos de chaque médicament, nous dispensent de nous étendre longuement, ici, sur les *solutions* ; nous nous bornerons donc à quelques considérations générales. Il est souvent préférable de se servir de solutions fraîches et même préparées

1. Déjà Lambert (1810)) avait indiqué la partie interne des cuisses et des jambes, du bras, de l'avant-bras et la partie antérieure du thorax comme les points où l'absorption se faisait le mieux.

extemporanément ; l'eau distillée est le meilleur véhicule, bien entendu qu'il ne s'agit pas des injections substitutives. Les solutions dans parties égales d'eau et de glycérine sont bien tolérées aussi par les tissus, mais d'autres dissolvants ou véhicules peuvent encore être utilisés sans inconvénients (voir EAUX DISTILLÉES DE LAURIER-CERISE, ÉTHER, ALCOOL, HUILES, etc.).

Nous ajouterons qu'il est préférable, lorsque cela se peut, d'injecter les liquides à la température de 37° environ ; qu'il est souvent avantageux d'ajouter à la solution quelques gouttes d'une solution d'acide phénique ou salicylique pour en faciliter la conservation.

Les solutions doivent être *neutres* autant que possible ; toutefois ce serait une erreur de croire que cette condition soit absolument indispensable. En effet, on est fréquemment obligé de recourir à des *solutions acides*, qui sont ordinairement douloureuses. A ce propos, nous ferons remarquer que la douleur n'est pas toujours proportionnelle à l'acidité du liquide injecté ; c'est ainsi que les solutions de sulfate de quinine avec l'acide tartrique sont plus douloureuses que celles faites avec l'acide sulfurique, quoique la liqueur, dans ce dernier cas, soit beaucoup plus acide.

D'autres fois, l'irritabilité des solutions (neutres) tient au corps dissous, comme nous le verrons lorsque nous parlerons des *accidents locaux*. D'où il suit qu'il ne faudrait pas se baser seulement sur ce qu'une solution est neutre, pour la croire dénuée de toute propriété irritante.

Le *degré de concentration* des solutions est encore à considérer : pour les principes très actifs, cette question est de médiocre importance ; mais pour beaucoup de substances, on se trouve dans l'impossibilité de se servir de la méthode hypodermique, soit que la solubilité du corps à employer soit trop faible pour pouvoir en injecter sans inconvénients une dose suffisante, soit qu'amenées à une concentration convenable, elles acquièrent des propriétés irritantes.

Dans quelques pays, en Angleterre surtout, on emploie pour les injections hypodermiques extemporanées des *disques* de gélatine contenant des doses déterminées des substances à injecter ; ces disques se dissolvent dans quelques gouttes d'eau distillée. Tels sont les disques de Samson, de Moore et Savory, de Wyeth, de de Cian à Venise.

Eulenburg et d'autres auteurs proscrivent l'habitude de filtrer les *solutions troubles*, en raison même de la nature du médicament, pratique qui peut diminuer la force de la solution. M. Bourdon rejetait également la pratique de filtrer les solutions anciennes devenues troubles par suite du développement des filaments cryptogamiques : ces solutions ont, en effet, perdu une grande partie de leurs propriétés et doivent être renouvelées :

Les solutions au 100e sont les plus commodes ; elles peuvent être prises pour type ou unité.

Eau distillée	100 gr.
Sel	1 gr.

Si donc on admet que le gramme d'eau contienne vingt gouttes, il s'ensuit que la seringue d'une capacité d'un gramme renfermera un centigramme de substance active, et une goutte pesant cinq centigrammes contiendrait un demi-milligramme ; mais la goutte est de tous les dosages le plus inexact [1], quoiqu'un des plus usuels ; il serait donc préférable de compter en poids. Les différents tableaux, publiés par les auteurs, entre autres ceux de MM. Réveil, Bouchardat, Yvon, accusent pour le même liquide des divergences assez notables.

Nous donnons ci-dessous le tableau publié dans la thèse de M. Surun. Ce tableau, que nous avons cru devoir abréger, indique la solubilité d'un certain nombre de substances dans cent parties de glycérine [2].

Brome	En toute proportion.
Iode	1.90
Bromure de potassium	25
Iodure de potassium	40.00
— de zinc	40
Protoiodure de fer	En toute proportion.
Monosulfure de sodium	—
Persulfure de potassium	25.00
Cyanure de potassium	32
— de mercure	27
Chlorhydrate d'ammoniaque	20

1. Les gouttes données par divers instruments ne sont jamais absolument identiques.

2. Ce tableau ne se trouve reproduit que par un petit nombre d'auteurs. — Quant aux autres tableaux de solubilité, on les trouvera facilement dans plusieurs traités, entre autres dans le formulaire de M. Fonssagrives, etc.

Chlorure de sodium	20
— de barium	10
Protochlorure d'antimoine.	En toute proportion.
Perchlorure de fer	—
Bichlorure de mercure	1.50
Chlorate de potasse	3.50
Hypochlorite de soude	En toute proportion.
— de potasse.	—
Acide arsénieux	20
— arsénique.	20
Arséniate de soude	50
— de potasse	50
Acide sulfurique	En toute proportion.
— azotique	—
— phosphorique	—
— chlorhydrique	—
— chromique	Décomposé.
— acétique	En toute proportion.
— tartrique	—
— citrique	—
— oxalique	15
— borique	10
— lactique	En toute proportion.
— benzoïque	10
Ammoniaque	En toute proportion.
Carbonate de soude	98
Bicarbonate	8
Carbonate d'ammoniaque	20
Urée	50
Borate de soude	60
Alun	40
Sulfate de fer	25
— de zinc	35
— de cuivre	30
Azotate d'argent	En toute proportion.
Bichromate de potasse	Décomposé.

Permanganate de potasse	Décomposée
Acétate de plomb	20
— de cuivre	10
Emétique	5.50
Tartrate de potasse et de fer	8
Lactate de fer	16
Tannin	50
Quinine	0.50
Cinchonine	0.50
Sulfate de quinine	2.75
— de cinchonine	6.70
Codéine	En toute proportion.
Morphine	0.45
Chlorhydrate de morphine	20
Atropine	3
Sulfate d'atropine	33
Strychnine	0.25
Sulfate de strychnine	22.50
Brucine	2.25
Vératrine	1

Instruments et Manuel opératoire.

I. Seringues.

Les premiers médecins qui eurent recours à la méthode hypodermique se servirent de *seringues* diverses, parmi lesquelles nous citerons: 1° la *seringue de Fergusson* (L'aiguille trop volumineuse pénètre dans les tissus, en les dilacérant et y occasionne une vive douleur); cette seringue, ordinairement mal graduée, a surtout été employée par Wood. — 2° La *seringue de Pravaz* (*Fig.* 1) où le piston se meut au moyen d'un pas de vis, dont chaque demi-tour fait sortir par l'extrémité de la canule une goutte de so-

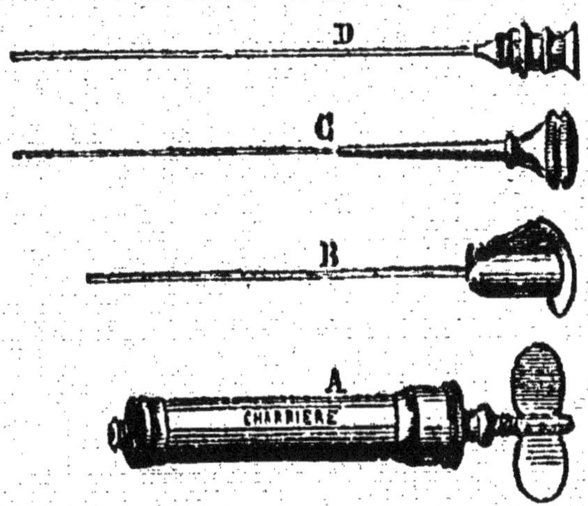

Fig. 1. — Pravaz 1er modèle tout en métal.

lution. Ces deux seringues, abandonnées maintenant, avaient été inventées par leurs auteurs pour l'emploi des solutions coagulantes de perchlorure de fer.

La seringue de Pravaz modifiée par Béhier (*Fig.* 2.)[1] est une seringue à trocart ; elle présentait l'inconvénient, outre sa faible capacité, de nécessiter un manuel opératoire assez long ; de plus la quantité de liquide fourni par chaque demi-tour de piston était très arbitraire et variait d'une seringue à l'autre.

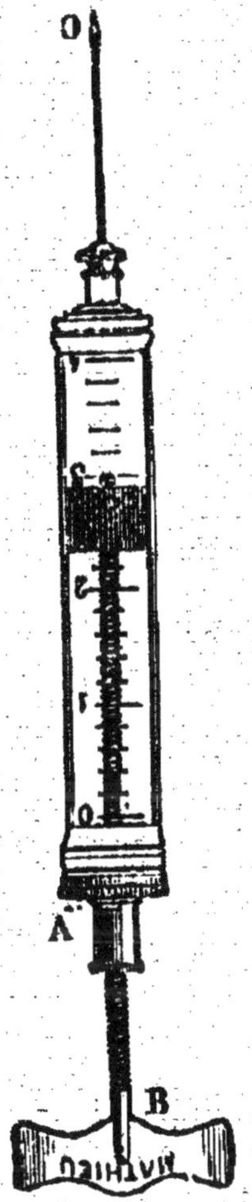

Fig. 3.

1. Béhier l'avait lui-même abandonnée : le cylindre en métal de la seringue Pravaz avait été remplacé par un cylindre en verre.

La *seringue décimale de M. Mathieu* est une seringue de la capacité de quatre grammes, dont le

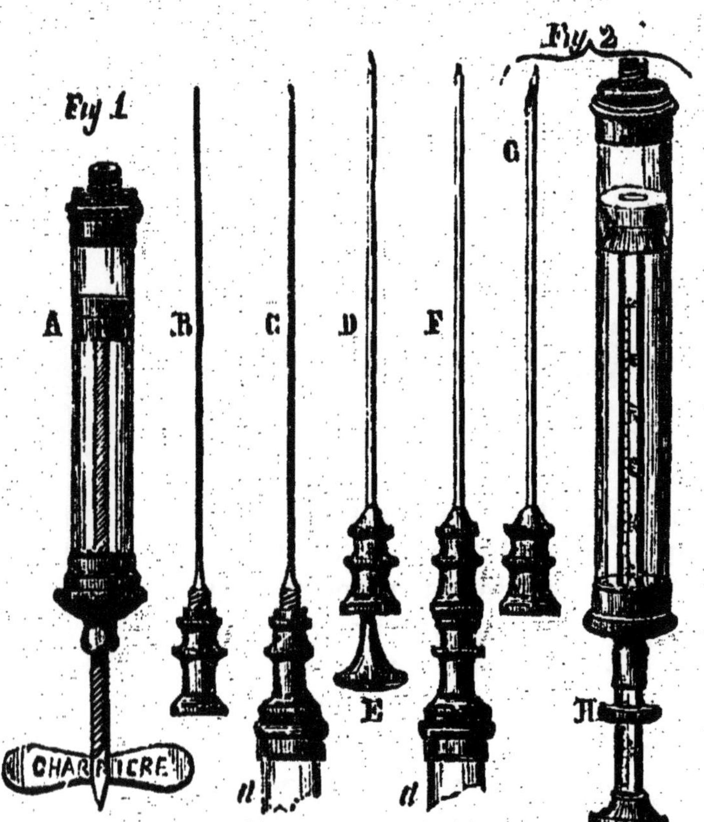

Fig. 7. — Seringue Charrière. (Modèle Luër.)

Fig. 2. — Seringue Pravaz (Cylindre en verre).

corps de pompe en verre, porte quatre divisions circulaires correspondant chacune à un gramme (*Fig.* 3).

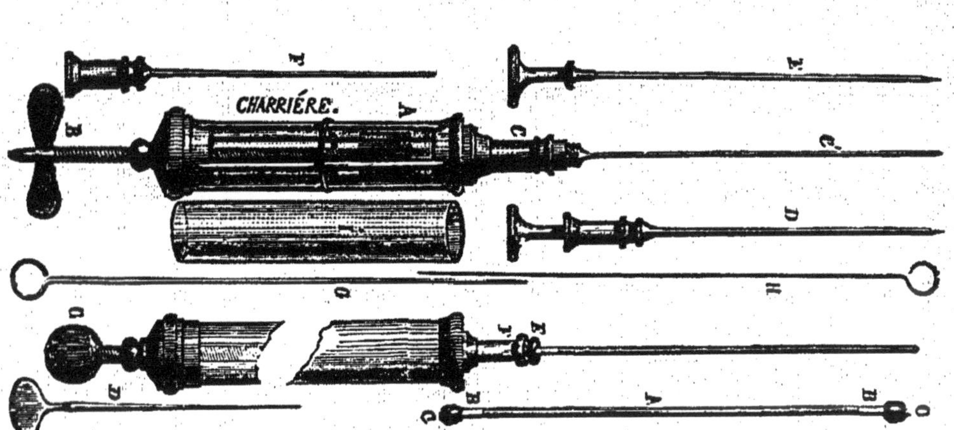

Fig 4. — Seringue Pravaz à tube mobile, modèle Charrière.

M. Charrière a supprimé le trocart de la serin-

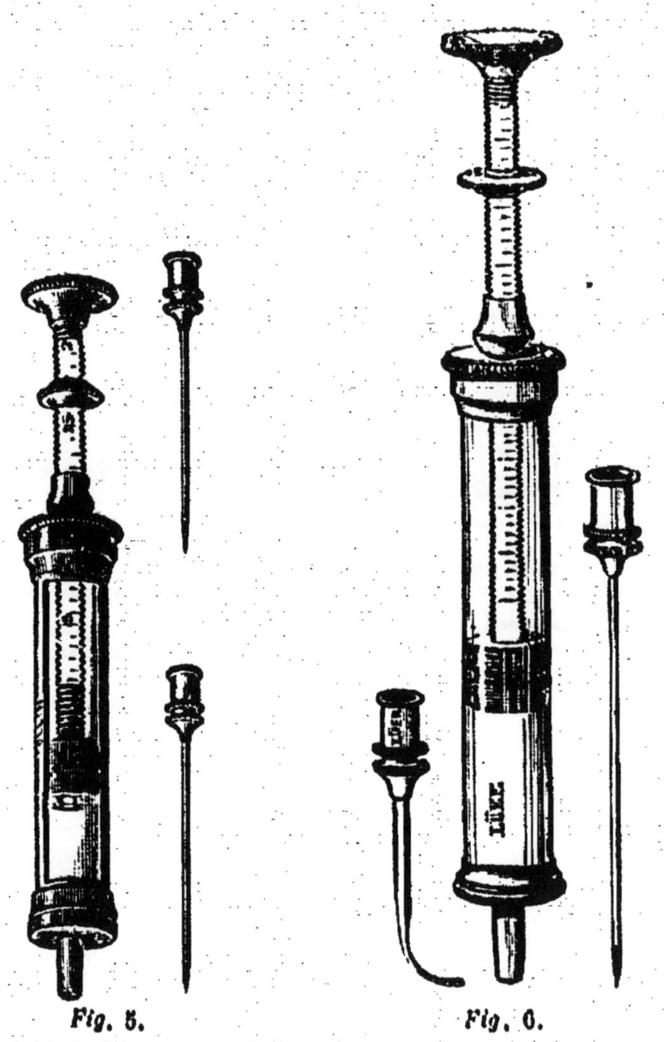

Fig. 5. Fig. 6.

gue Pravaz-Béhier, et l'a remplacé par une aiguille perforée, fine et tranchante à l'une de ses extrémités, et munie à l'autre extrémité d'un pas de vis qui l'engrène avec celui qui termine la seringue (*Fig.* 4). — Depuis, le pas de vis de la tige à piston a été remplacé par une tige munie

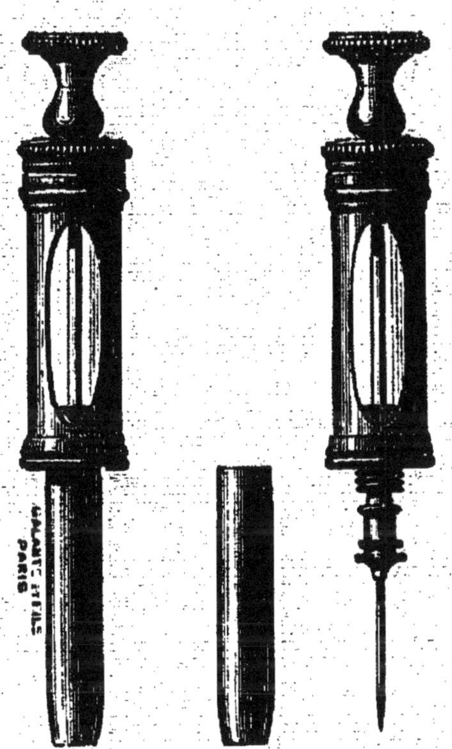

Fig. 8. — Seringue de poche Galante.

d'un curseur à vis (*Fig.* 5, modèle Collin). — Le corps de pompe a un calibre tel que chaque millimètre correspond à une goutte de liquide.

Les seringues de Leiter et de Lüer (*Fig.* 6 et 7) sont des seringues en verre dont la tige du piston large et aplatie porte des divisions indiquant, lorsqu'on la tire, la quantité de liquide contenue au-dessous. L'extrémité porte une aiguille creuse à

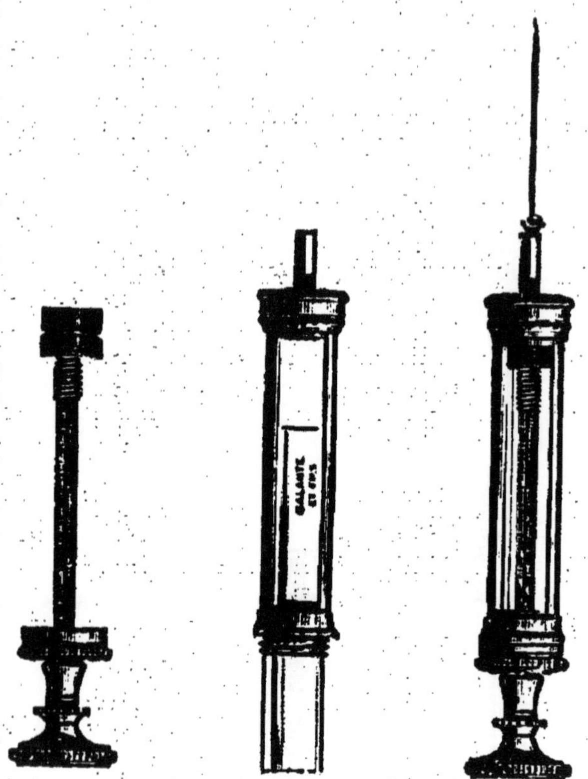

Fig. 9. — Seringue Galante.

dard étalé. La seringue de M. Lüer [1] est actuellement celle dont on fait usage le plus souvent, tant en Allemagne qu'en France.

1. M. Lüer semble, le premier, avoir remplacé la tige à pas de vis par la tige plate graduée, munie d'un curseur à vis et l'ajutage à vis de la canule par un ajutage à frottement (Académie de médecine, 10 oct. 1861).

La seringue dont on se sert le plus habi-

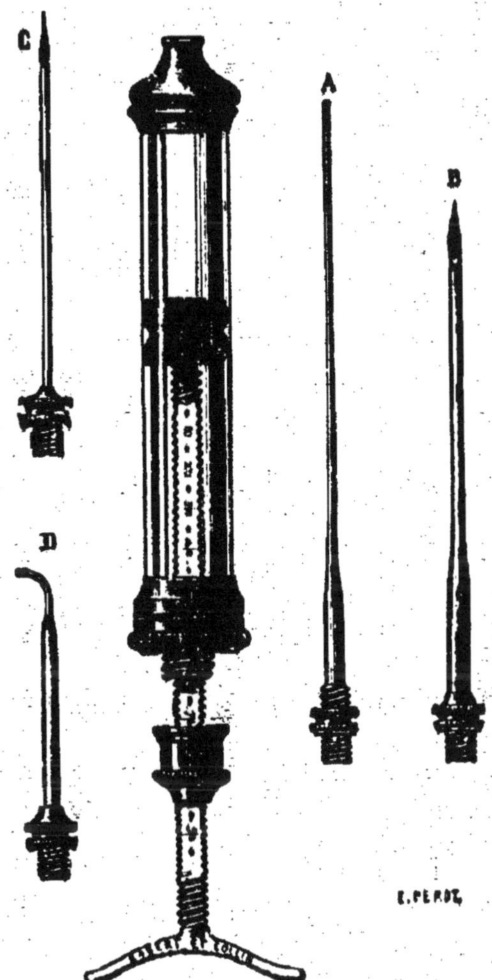

Fig. 10. — Modèle de M. Maisonneuve.

tuellement (*Fig.* 5), et qu'on appelle encore communément *seringue de Pravaz*, se compose d'un corps de pompe en cristal, protégé par deux tiges verticales. Ces tiges sont reliées ensemble par deux ajutages qui ferment l'appareil en haut et en bas ; l'ajutage inférieur présente une canule destinée à s'adapter dans la canule de l'aiguille ; l'ajutag- supérieur est percé d'un trou dans lequel s'engage la tige du piston ; cette tige présente vingt divisions dont chacune correspond à une goutte de liquide ; la contenance de la seringue est d'un centimètre cube.

Tantôt le liquide est chassé en tournant le piston, dont la tige est munie à cet effet d'un pas de vis ; tantôt, au contraire, le piston est manœuvré en poussant avec le doigt, selon une ligne droite, sur une cupule qui termine le piston.

A la seringue s'adapte une canule terminée par une aiguille d'acier résistante et taillée en biseau à son extrémité.

Nous citerons pour mémoire les seringues de Travoy, Danet, Bourguignon, de Grœfe, Ch. Hunter, Liégeois, Coxeter, Young, Bartholow, Gemrig, Ward Cousin, Buzzard, Cutter, Dop ; pour les injections sous-muqueuses (aiguille perforée à différents niveaux), la seringue de d'Arsonval (construite par M. Aubry), les seringues en caoutchouc de Tiemann, de Mules, de Galante (*Fig.* 8 et 9)[1], de Maisonneuve (*Fig.* 10), de Krause ; enfin des seringues de grande capacité comme l'infuseur de Hueter (d'une contenance de 14 gram-

1. Le cylindre de verre est mobile, l'aiguille est abritée par un étui de forme cylindrique, perforé à son extrémité, qui permet de promener facilement la seringue dans la poche (*Fig.* 8).

mes) et celle de M. Dujardin-Beaumetz, d'une contenance de 5 grammes. M. Exgerton Jennings préconise l'emploi d'un corps de pompe gradué muni d'une pipette[1].

Certaines substances attaquent les seringues et les détériorent, tels sont les sels de mercure qui

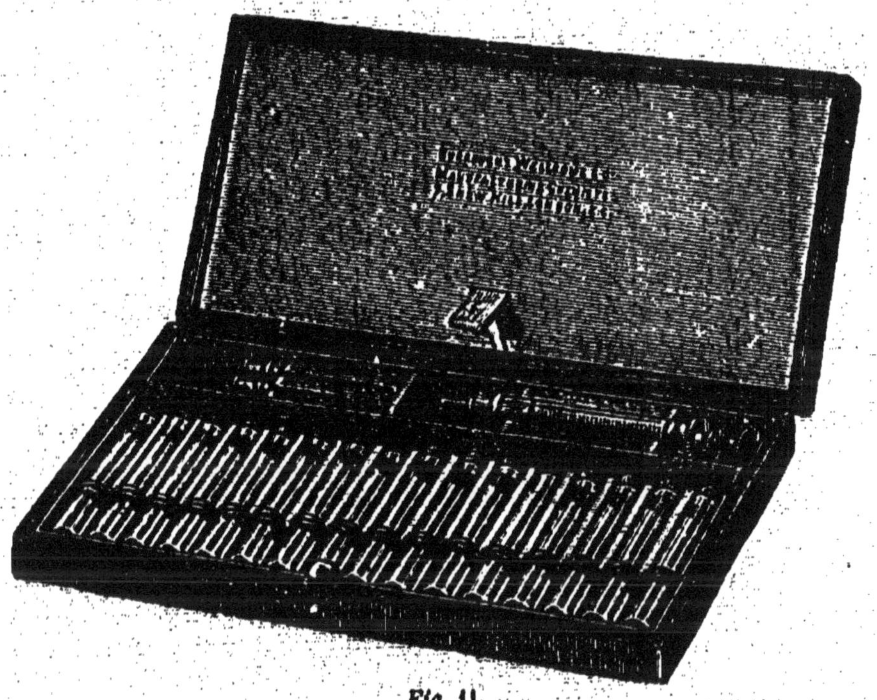

Fig. 11.

finissent même par attaquer les aiguilles en or[2].

Nous devons enfin mentionner des boîtes plus

1. *The Lancet*, I, 1884, p. 562.

2. D'où la recommandation de M. Neumann d'y ajouter de l'eau non seulement après s'en être servi, mais encore d'y insuffler de l'air au moyen d'un petit ballon de caoutchouc.

compliquées contenant à côté de la seringue de Pravaz ordinaire soit des médicaments, soit d'autres aiguilles pouvant servir à des injections profondes. C'est ainsi que MM. Burrougks et Welcome ont eu l'idée de fabriquer une trousse portative pour injections hypodermiques. Cette trousse se compose (*Fig.* 11), outre la seringue, d'un certain nombre de tubes renfermant des tablettes hypodermiques de Wyeth; ces tablettes, dont nous regrettons de ne pas voir l'usage se généraliser en France, sont constituées par un alcaloïde mêlé à une quantité suffisante de sulfate de soude pour obtenir la consistance voulue; il suffit, au moment de l'emploi, de faire fondre une de ces tablettes dans un peu d'eau. On comprend combien, par ce moyen, la rapidité de

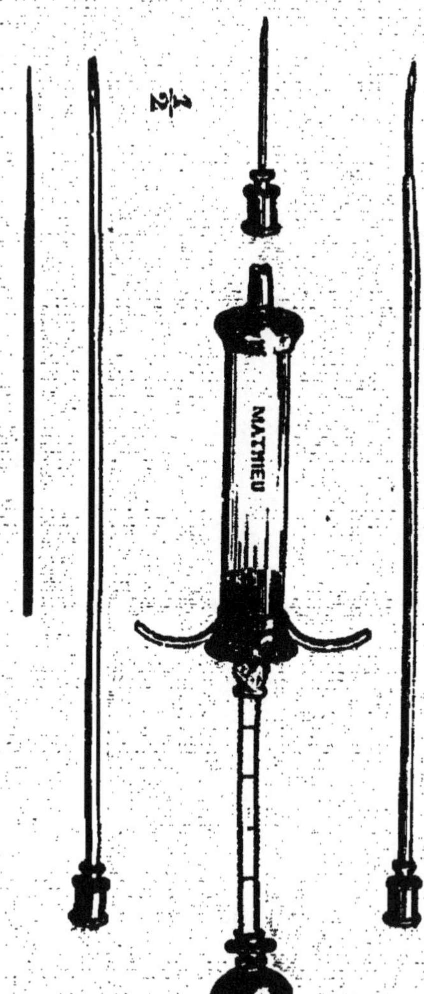

Fig. 12.

l'injection peut être augmentée sans compter les avantages qui résultent pour le praticien d'avoir toujours une collection des principaux alcaloïdes à sa portée.

La seringue de M. Delore (de Lyon) (*Fig.* 12), construite par M. Mathieu, est d'une contenance

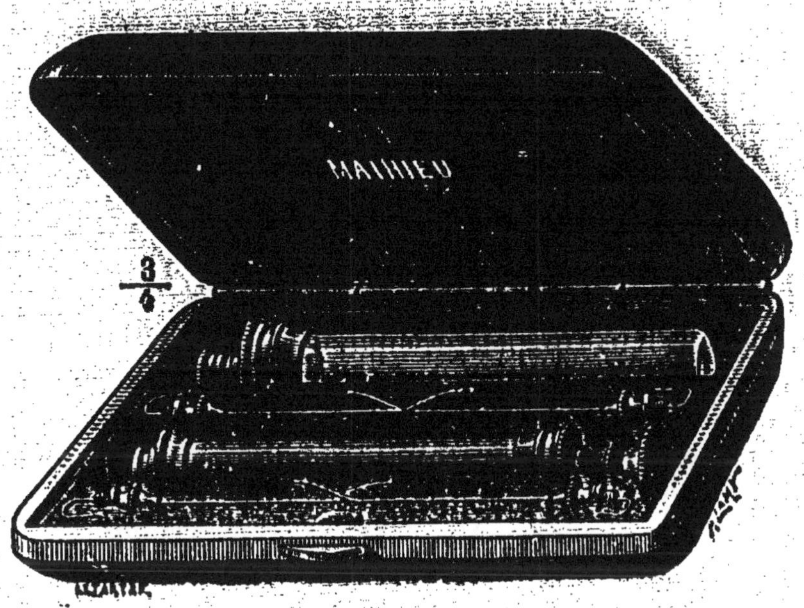

Fig. 13.

de 4 grammes ; sa tige porte 40 divisions. On peut adapter à cette seringue : 1° une aiguille semblable à celle des seringues de Pravaz ordinaire ; 2° deux canules en métal d'une longueur de 13 centimètres ; l'une se termine par une aiguille perforée ordinaire, l'autre est construite de façon à pouvoir porter une sonde en gomme munie de deux ouvertures latérales. — La seringue est en outre

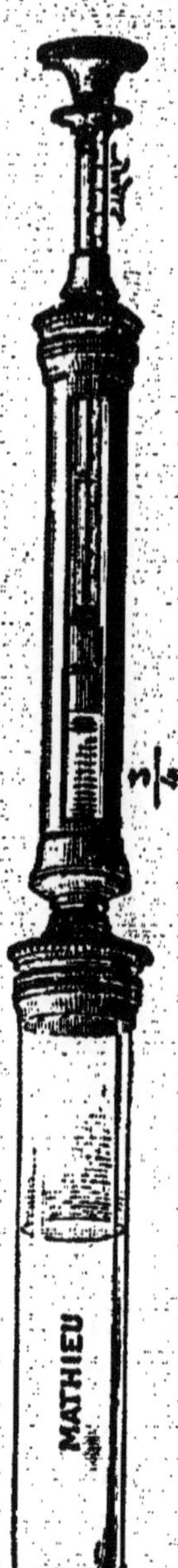

Fig. 14

munie de deux ailerons permettant d'obtenir plus facilement l'immobilité de l'instrument pendant l'injection. La seringue de M. Delore est en argent afin d'éviter qu'elle ne soit attaquée par les solutions. On peut l'utiliser soit comme seringue de Pravaz commune, soit pour pratiquer des injections interstitielles dans le tissu utérin, soit enfin pour faire des injections intra-utérines ordinaires (canule munie de la sonde en gomme).

Récemment (*Fig.* 13 et 14), plusieurs constructeurs ont fabriqué des seringues auxquelles peut s'adapter un petit récipient contenant les solutions et permettant de charger la seringue à l'abri de l'air. Nous donnons ci-dessus les modèles adoptés par MM. Mathieu et Collin (*Fig.* 15).

II. Manuel opératoire.

Avant de se servir d'une seringue, il est nécessaire de s'assurer de son parfait état de propreté, de vérifier son fonctionnement, l'état de l'aiguille. La solution préparée, on remplit l'instrument en ayant soin qu'il ne contienne pas d'air, puis l'on trempe l'aiguille dans un peu d'huile phéniquée.

Ici l'on se trouve en présence de deux opinions : les uns recommandent d'introduire l'aiguille seule d'abord, puis d'y ajuster la seringue ; les autres, au contraire, et c'est la généralité des médecins, introduisent l'aiguille déjà ajustée à l'instrument. Les premiers font valoir que certains accidents sont plus facilement évités par leur procédé ; que si, par exemple, l'aiguille a pénétré dans une veine, la sortie du sang ou la mobilité de l'aiguille en avertit l'opérateur, etc.; nous croyons que ces accidents sont peu à redouter, et en tous cas que les avantages de ce mode d'opérer sont loin de compenser ses inconvénients, tels que de nécessiter un temps plus long, d'amener plus facilement des dilacérations du tissu cellulaire, etc. Les partisans de la seconde méthode enfoncent l'aiguille, soit lentement, soit brusquement.

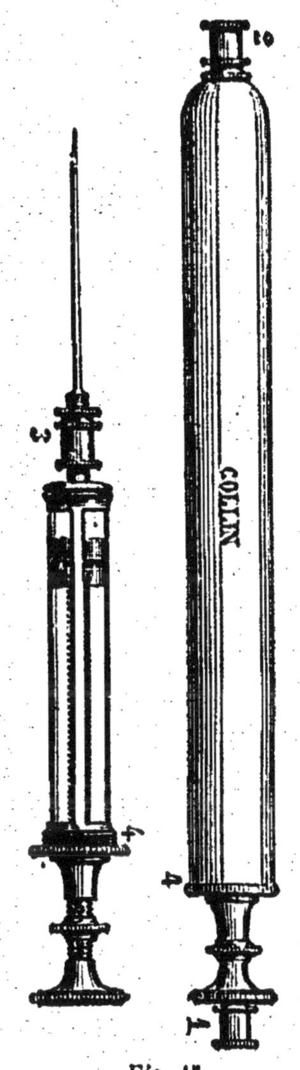

Fig. 15.

Pour introduire l'aiguille dans le tissu cellulaire sous-cutané, l'opérateur saisit un pli de la peau entre le pouce et l'index de la main gauche, de telle sorte qu'il soit bien tendu, puis il introduit la pointe de l'aiguille à la base de ce pli sous un angle d'environ 45°. Ceci fait, abandonnant le pli de la peau à lui-même, il maintient immobile entre le pouce et l'index de la main gauche la canule de l'aiguille pour éviter que celle-ci, par des mouvements de latéralité, ne dilacèrent les tissus, et de la main droite pousse l'injection en tournant la barette, ou en appuyant doucement sur la cupule qui couronne la tige du corps de pompe à l'extérieur.

Si l'on doit injecter une pleine seringue de liquide il est nécessaire de ne le faire qu'avec lenteur, et même de s'arrêter quelques secondes à la 5e, la 10e et la 15e division.

L'aiguille se retire en lui faisant suivre la même direction que lors de son introduction ; il faut aussi avoir soin d'appuyer l'index gauche au niveau de la piqûre, afin d'éviter la sortie du liquide ou son introduction dans le derme [1].

Il ne reste plus qu'à nettoyer et au besoin à désinfecter l'instrument. Dans ce but, il convient surtout de chasser ce qui pourrait rester de liquide dans l'aiguille, et de ne la remettre en place que munie de son fil d'argent, ou ce qui

1. Certains auteurs, entre autres M. Le Moaligou, afin d'éviter que le liquide ne remonte vers la face profonde du derme au moment où le vide se produit le long du trajet de l'aiguille, quand on la retire brusquement, conseillent de faire, pendant quelques secondes, une légère compression au-dessus ou au-dessous de la piqûre, selon que l'injection a été faite de bas en haut, ou de haut en bas.

vaut mieux, d'une soie de cochon ou de sanglier.

S'il est important de se servir de solutions bien dosées, il ne l'est pas moins de connaître exactement la capacité réelle de la seringue dont on fait usage ; il ne faut pas oublier que, quelque soin que le fabricant ait apporté à la construction de son instrument, il existe souvent des différences dans le calibre d'une seringue à une autre.

Pour contrôler la capacité d'une seringue, on la pèsera d'abord pleine d'eau, puis vide ; on s'assurera ensuite si elle est calibrée régulièrement dans toutes ses parties par plusieurs pesées successives [1], la seringue contenant une certaine quantité d'eau correspondant à un certain nombre de tours ou de degrés.

Les seringues, dont on se sert d'habitude, contiennent presque toutes un gramme d'eau distillée (vingt gouttes).

Accidents locaux [2].

De même que toutes les méthodes thérapeutiques, la méthode hypodermique n'est pas sans offrir des inconvénients. Ils proviennent, soit de la substance elle-même ou de son excipient, ou

1. On arrive ainsi à connaître la quantité en poids du liquide chassé par une course donnée du piston.

2. Nous empruntons les principaux détails de ce chapitre à la thèse d'un des élèves de l'un de nous : Colombe. — *Essai sur les accidents locaux des injections hypodermiques*, thèse de Paris, 1872.

bien encore de l'inexpérience et de la maladresse de l'opérateur.

La piqûre par elle-même peut occasionner de la *douleur;* elle est toujours passagère et légère, si la pointe de la canule est assez fine et bien acérée ; le plus souvent cet accident est dû à l'opérateur, soit que la pointe de l'instrument n'ait pas dépassé le derme, soit que l'injection ait été faite trop brusquement, ou bien encore parce que l'instrument, mal fixé, a dilacéré les fibres du tissu connectif ou que sa pointe a atteint un nerf.

La *malpropreté* de la canule, voire même celle des opérateurs, peut aussi devenir une cause d'accidents, et des plus graves.

La petite *hémorragie*, parfois provoquée par la piqûre, est de peu d'importance et est à négliger. En est-il de même de l'introduction (suivie de l'injection) de la canule dans un vaisseau? Généralement oui, si la solution est parfaitement limpide, non irritante, et si la dose de médicament, injecté, ne peut produire d'accidents toxiques; car on sait que, en pareil cas, l'absorption ne peut être contrebalancée par l'élimination.

L'*injection d'air* est généralement de peu de gravité. Il en est autrement de l'*introduction du liquide dans l'épaisseur du derme;* dans ce cas, outre la douleur et la résistance opposée à la marche du piston de la seringue, on note un soulèvement de l'épiderme, ressemblant assez bien aux *plaques d'urticaire*, et laissant quelquefois, après lui, une *escharre superficielle.*

Un accident fréquent, de minime importance

du reste, est l'*ecchymose ;* cet accident est attribuable souvent à la trop grande force avec laquelle l'injection est faite ; toutefois, bien qu'on ait pris les plus minutieuses précautions, on peut déterminer une ecchymose chez les sujets dont la peau est délicate.

Une trop *grande quantité de liquide* injectée dans le même point peut aussi occasionner de la douleur, des ecchymoses, des escarres, des abcès, etc.

On a donné le conseil d'introduire l'aiguille profondément dans le tissu cellulaire, puis de la retirer quelque peu pour frayer un passage au liquide ; il est fort douteux que ce procédé soit de quelque utilité. On a aussi conseillé de pousser l'injection au niveau du *fascia superficialis* (entre le tissu sous-cutané et l'aponévrose musculaire), se basant sur ce que ce liquide injecté se répartit mieux, sur la moindre sensibilité du fascia, sur le peu de danger que, dans ce cas, le liquide sorte par la piqûre, etc. : le conseil est bon, mais la difficulté est dans son application.

Une autre cause de *douleur* est l'infériorité de la *température du liquide injecté* à celle du corps. Pour y obvier, il est bon de se servir de solutions dont la température se rapproche de celle du corps ; cette précaution est ordinairement négligée et d'ailleurs, disons-le, sans préjudice bien appréciable pour le malade.

La *sortie d'une partie du liquide* n'est imputable qu'à la négligence de l'opérateur, ou au trop gros calibre de la canule.

Si le *choix du lieu* de l'injection n'est pas indifférent sous le rapport de l'absorption, il ne l'est pas non plus sous celui des accidents qui peuvent survenir ; d'une façon générale, plus l'injection est pratiquée loin du tronc, plus elle expose à des complications locales ; il y a lieu de tenir compte : 1° de l'irritation que les frottements des vêtements, la marche, les travaux manuels, etc., sont capables de produire sur la piqûre ; 2° de la laxité plus ou moins grande du tissu cellulaire sous-cutané ; 3° enfin il convient d'éviter, à moins d'indication contraire : *a*) les régions où siègent les gros vaisseaux ; *b*) les parties très innervées ; *c*) celles où la peau n'est séparée du tissu osseux que par une mince couche de tissu cellulo-adipeux (face interne du tibia, etc.) ; *d*) le voisinage trop immédiat des articulations, à moins d'indications spéciales, etc., etc.

Les individus cachectiques, hémophiles, diabétiques, alcooliques, etc., tous sujets prédisposés à des accidents divers, exigent que l'on apporte les plus grands soins dans le manuel opératoire. Dans un autre ordre d'idées, il est prudent de s'abstenir des injections hypodermiques, ou au moins d'user de précautions antiseptiques, quand on se trouve en présence de maladies infectieuses, érysipèle, etc.

Les accidents peuvent être provoqués par les *poussières*, les *dépôts*, les *champignons* [1], les *cris-*

1. Beaucoup de solutions doivent être préparées extemporanément ; quelques-unes peuvent être conservées presque indéfiniment grâce à l'addition de quelques gouttes d'acide salicylique ou d'acide phénique.

taux formés dans les solutions trop concentrées [1], qui préexistent ou se développent ultérieurement dans les solutions. Enfin le médicament lui-même peut être incriminé, qu'il ne soit que tenu en suspension, comme le calomel, ou qu'il soit peu ou point absorbable (emmagasinement du mercure de M. Luton).

Nous ne nous étendrons pas sur les accidents dus aux *qualités irritantes des solutions* ou au corps dissous ; on trouvera, en effet, de plus amples détails à l'article consacré à chaque médicament, paragraphe *Accidents locaux* et à l'article consacré aux *Solutions*.

On a encore publié quelques rares cas de *tétanos* attribués à des injections de sulfate de quinine, mais ces observations ne semblent pas exemptes de toute objection.

On doit éviter de pratiquer des injections au nez, aux oreilles, aux paupières, aux différentes parties du cou, au scrotum, au creux axillaire, à l'aine, aux doigts, etc., ainsi que sur les régions œdématiées, ou qui sont le siège de stases, inflammations ou extravasations.

Les désordres locaux observés, surtout au début de la méthode, ont été souvent dus à l'imperfection de l'instrument employé, aux dimensions exagérées de la canule, au pouvoir irritant des substances, à la mauvaise exécution de la petite

1. On peut parfois, dans ce cas, ramener la solution à son titre primitif, en la chauffant au bain-marie, à la température du corps, mais il ne faut pas oublier que les solutions trop concentrées de certains sels causent souvent des accidents inflammatoires.

opération. Tous ceux qui ont pratiqué un certain nombre d'injections savent que le nombre des accidents est, après un certain temps, beaucoup plus restreint qu'au début.

Avis au lecteur.

Nous avons cru utile de consacrer à chaque substance un paragraphe spécial résumant les principaux effets physiologiques. Nous avons pris pour guide les meilleurs travaux parus jusqu'à ce jour, laissant autant que possible de côté les points controversés. Nous avons dû souvent rapporter des faits encore incomplètement élucidés ; nous ferons remarquer que si, dans ces cas, notre exposition n'est pas satisfaisante, la faute en est aux résultats contradictoires consignés par les physiologistes, soit que la substance expérimentée par eux n'ait pas toujours été chimiquement la même, plus ou moins pure, ou instable, etc. ; soit même par suite de l'interprétation erronée des expériences physiologiques [1].

Beaucoup des *formules* de ce Manuel doivent être absolument abandonnées : les unes laissent à désirer par leur rédaction, ou encore possèdent des propriétés tellement irritantes qu'elles ne peuvent être utilisées ; les autres appartiennent à des corps ou toxiques ou insuffisamment étudiés ; ce-

1. « J'ai toujours lutté, pour ma part, contre cette déplorable tendance à appliquer d'une façon prématurée à la pathologie les données encore incertaines de la physiologie expérimentale. » (Vulpian, *Leçons sur les nerfs vaso-moteurs*, Paris, 1871.)

pendant nous n'avons pas cru devoir les passer sous silence, d'un côté parce qu'elles offraient un intérêt historique ; d'un autre côté, parce qu'elles pourraient servir de jalons pour des recherches ultérieures.

En tous cas, afin d'éviter toute responsabilité, nous avons eu soin de les faire toujours suivre du nom de leur auteur. Toutes les fois que nous avons eu l'occasion d'expérimenter une solution nous avons indiqué les résultats que nous en avons obtenus. En résumé, nous n'acceptons la responsabilité que d'un nombre restreint de formules.

Comme remarque générale, nous ferons encore observer que le médecin ne doit pas uniquement se baser sur l'effet physiologique normal des solutions toxiques, mais qu'il doit aussi, pour chaque cas particulier, — nous avons surtout en vue les alcaloïdes, — ne pas oublier qu'une substance non éliminée peut déterminer les plus graves accidents : c'est ainsi que l'on doit éviter soigneusement d'administrer des substances actives dans les affections rénales.

Nous ne nous dissimulons pas que, quelque soin que nous ayons apporté à notre travail, il est encore bien imparfait, le champ parcouru par nous embrassant presque toute la thérapeutique. Pour parfaire ce travail, nous faisons appel à la collaboration de tous nos lecteurs ; nous recevrons donc avec plaisir toute rectification, de quelque nature qu'elle soit, pourvu qu'elle soit fondée, rectification de noms, de dates, etc. ainsi que toute critique ou communication de faits nouveaux, et nous nous engageons à y faire droit dans une nouvelle édition, s'il y a lieu.

Nous avons omis, presque toujours à dessein, de parler des *injections à effet purement local*, des *injections substitutives*, interstitielles ou parenchymateuses, qui ne rentrent pas, à proprement parler dans le cadre de la méthode hypodermique. Nous avons de même laissé de côté les injections intraveineuses, médicamenteuses, les injections dans les séreuses, cavités naturelles et autres, et la transfusion.

MANUEL

DES

INJECTIONS SOUS-CUTANÉES

A

Acide arsénieux, Arsénique. (Voir ARSENICAUX.)

Acide benzoïque.

Cet acide est peu soluble dans l'eau froide (200 parties), soluble dans l'eau bouillante (25 p.), dans la glycérine (10/100), très soluble dans l'alcool, l'éther et l'essence de térébenthine.

Principaux effets physiologiques. — Antifermentescible et antiputride. L'élimination se fait par la sueur, la salive (acide succinique), les reins (acide hippurique) et les poumons (seulement au delà de 1 à 2 gr.). — A cette dose, même relativement élevée, il ne donne lieu à aucun phénomène bien marqué. Selon Schreiber, à la dose de 15 grammes, on constaterait de la pesanteur de tête, de l'*accélération des contractions cardiaques*, une sécrétion plus abondante de la sueur et l'*expectoration d'une plus grande quantité de mucus*. (L'acide benzoïque est surtout employé comme *expectorant et comme excitant*.)

Effets locaux. — Les solutions employées par

Rohde sont très douloureuses, mais même les plus fortes n'ont jamais donné lieu entre ses mains ni à des abcès ni à des ecchymoses.

Formules. — Voici la solution employée par Rohde (1871) dans un cas de néphrite avec menace d'urémie :

Acide benzoïque................	1 gramme.
Alcool —	10 —

De 10 à 20 gouttes, soit 0 gr. 05 à 0 gr. 10 centigr. d'acide benzoïque. La solution et même la seringue doivent être portées à une température de 35°. Dans un cas de pneumonie avec expectoration difficile, perte de connaissance, stertor, cyanose, pouls petit et fréquent, le même auteur obtint en peu de temps un résultat favorable en une heure par 8 injections de cette solution, soit environ 50 centigr. d'acide benzoïque.

Solution alcoolique d'acide benzoïque (1 : 12) — de camphre (1 : 12)................	ââ 1 gr.
Alcool	12 gr.

Plusieurs fois une seringue entière ou 20 gouttes (Leyden et Rabow). La solution de camphre peut-être portée à 1 gr. 50 (Rohde).

Nous avons eu l'occasion d'employer cette solution ainsi que la suivante un certain nombre de fois ; elles ne nous ont paru ni l'une ni l'autre provoquer de douleur ; mais il est juste de dire que nous avions affaire à un épileptique dément chez lequel la sensibilité était émoussée. La solution avec parties égales d'acide benzoïque et de camphre a donné lieu à des indurations qui ont persisté quelques jours ; la solution d'acide benzoïque avec parties égales d'alcool et d'eau distillée a produit secondairement soit de l'empâtement avec rougeur de la peau, soit un abcès.

Acide benzoïque................	2 gr. 50 centigr.
Alcool................ Eau distillée................	ââ 15 gr.

Chauffez la solution à 35° pour rendre la dissolution de l'acide benzoïque parfaite et injectez dans l'intervalle de 5 minutes 4 seringues de la solution, soit ainsi 8 centigr. d'acide benzoïque par chaque seringue. Rohde a employé cette solution sans succès dans un cas d'urémie.

Emploi thérapeutique. — Pneumonie, typhus, urémie, collapsus, etc. Le benzoate de soude soluble dans 2 parties d'eau (doses : 5 à 25 gr. contre la diphtérie, la phtisie, la fièvre puerpérale, etc.) semble jouir de propriétés plus actives que l'acide benzoïque, mais nous ne croyons pas qu'il ait été jusqu'à ce jour employé hypodermiquement.

Acide Chrysophanique ou Chrysarobine.

On l'extrait de la poudre de Goa fournie par un arbre de l'Inde et du Brésil, de la famille des légumineuses. — Il se présente sous forme de cristaux jaunes (aiguilles), appartient au groupe des phénols. Cet acide, d'abord réservé pour l'usage externe (Balmanno-Squire, 1878, etc.), est depuis 1881 administré intérieurement. Il est presque insoluble dans l'eau, soluble dans l'alcool à chaud (224 parties d'alcool bouillant à 86°), le benzol, le vinaigre, la vaseline, l'acide acétique, très soluble dans les alcalins.
La chrysarobine est le principe immédiat contenu dans la poudre de Goa, on en retire l'acide chrysophanique par oxydation. Ces deux corps diffèrent donc entre eux, mais souvent on emploie l'un ou l'autre nom pour désigner l'acide.

Principaux effets physiologiques. — Inappétence, nausées, vomissements, frissons suivis de chaleur, vertiges, sensation de brûlure et de constriction à l'épigastre, diarrhée. — L'*intolérance* pour le médicament ne se produit qu'à des doses très variables selon les sujets, et suivant le degré d'accoutumance, etc. La dose moyenne serait de 1 centigr. par jour pour les enfants et de 3 centigr. pour les adultes (Stocquart).

Effets locaux. — Même à des doses très faibles (1 milligr. et au-dessous) l'acide chrysophanique donne souvent lieu à la formation d'*abcès* ou à des élancements douloureux et à de l'empâtement.

Employé hypodermiquement pour la première fois par M. Stocquart (de Bruxelles) [1] et avec succès dans l'eczéma, le lichen, le prurigo, le psoriasis et l'urticaire. Son action serait plus rapide et aussi efficace que par l'administration externe ou stomacale ; mais les accidents produits par les injections sous-cutanées ne permettent de recourir à l'emploi de cet acide que dans les cas d'absolue nécessité et à des doses très faibles (1/2 à 1/8 de milligr.); encore faut-il éviter de pratiquer les injections au niveau des régions susceptibles d'accidents, comme la nuque, etc.

Acide chrysophanique...........	0 gr. 0005 à 0 gr. 001
Eau distillée....................	1 gr.

Acide cyanhydrique. — Cyanure de potassium. — Eau distillée de laurier-cerise.

L'acide cyanhydrique est soluble dans l'eau et l'alcool en toutes proportions. Le cyanure de potassium est très soluble dans l'eau, soluble dans l'alcool, la glycérine (32/100).

Principaux effets physiologiques. — Amertume de la bouche, sensation de chaleur, de brûlure, puis en-

1. Stocquart. — *L'acide chrysophanique administré par les voies stomacale et hypodermique dans le traitement des maladies de la peau* (*Annales de dermat. et de syphiligr.*, janvier 1884, p. 15).

gourdissement de la langue, du pharynx et de l'estomac, salivation; accélération de la respiration qui devient plus pénible ; élévation de la pression sanguine ; ralentissement du pouls ; phénomènes spasmodiques.

A dose plus élevée et toxique : nausées, vomissements, céphalalgie, étourdissement et défaillance ; respiration difficile, lente ou fréquente, dilatation des pupilles, abaissement de la pression sanguine et de la température, pouls faible, puis insensible ; spasmes généraux toniques et cloniques ; perte du sentiment et du mouvement ; coma et mort par asphyxie. Le cyanure de potassium beaucoup moins toxique que l'acide cyanhydrique possède les mêmes propriétés physiologiques, il se prescrit à l'intérieur aux doses de 1 à 5 centigr. et graduellement à 20 centigr.

Effets locaux. — L'eau distillée de laurier-cerise possède une action irritante assez prononcée [1] ; le cyanure de potassium, même à très faible dose, 1/100, éveille une douleur presque aussi vive qu'une même masse de solution saturée de chlorure de sodium (Luton) sans produire d'abcès. L'acide cyanhydrique a une action quelque peu irritante, assimilable à la morphine. L'eau de laurier-cerise, recommandée par Luton, est surtout utilisée comme véhicule pour les solutions hypodermiques (voir ATROPINE, MORPHINE, etc.); elle donne avec les sels de morphine des solutions parfaitement limpides et d'une conservation indéfinie. L'eau de laurier-cerise de la pharmacopée allemande contient 1/1000 d'acide cyanhydrique ; celle de la pharmacopée française la moitié moins [2].

1. MM. Dujardin-Beaumetz et Lailler n'ont jamais observé d'accidents avec l'eau de laurier-cerise en injections hypodermiques, son action irritante proviendrait de son acidité (par oxydation au contact de l'air).

2. M. Bartholow a employé hypodermiquement l'acide cyanhydri-

Acide cyanhydrique médicinal.	5 gr.
Eau distillée..................	30 —

De 2-6 gouttes, soit environ de 2 à 5 centigr.

Cyanure de potassium	1 gr.
Eau distillée . . .	100 gr.

(LUTON.)

Emploi thérapeutique. — Affections mentales, surtout folie puerpérale (Mac-Leod)[1]; manie et mélancolie (Mac-Leod, Bartholow); éclampsie (Mac-Leod); angine de poitrine, gastralgie, vomissements sans altération anatomique (Bartholow). L'eau de laurier-cerise a été injectée à la dose de 2 gr. dans le lumbago par Estachy.

Antidotisme. — Preyer a avancé que l'atropine était l'antidote physiologique de l'acide prussique. Les expériences de Bartholow ne concordent pas avec cette opinion.

Acide Osmique.

Cet acide, déjà employé en injections interstitielles dans le traitement des tumeurs (Winiwarter, Delbastaille, etc.), a été utilisé par MM. Billroth, Neuber, Eulenburg, Lipburger, Merces, etc., dans le traitement des névralgies rebelles avec des résultats divers.

Acide osmique cristallisé. . .	0 gr. 10 cent.
Eau distillée.	10 gr.

que de la pharmacopée des Etats-Unis à la dose de 2-4 gouttes. Il croit que la dose de 4 gouttes est trop élevée et dangereuse et qu'il est prudent de ne pas dépasser celle de deux gouttes, qui, toutefois, peut être répétée fréquemment, vu la rapide élimination de l'acide cyanhydrique.

1. Cet auteur employait l'acide cyanhydrique dilué de Scheele.

La solution doit être conservée au frais, dans un flacon de verre noir ou de plomb. M. Eulenburg n'aurait noté aucun accident local ni général, mais d'autres auteurs ont noté de la gangrène de la peau, de l'œdème avec coloration verdâtre de la peau, etc.

Dose: On injecte de 50 cent. à 1 gr. de la solution, soit de 5 milligr. à 1 centigr. d'acide. L'injection est pratiquée dans le voisinage du nerf malade.

Acide phénique (Phénol, acide carbolique). Phénates.

L'acide phénique cristallisé ($C^{12}H^6O^2$) est un corps voisin des alcools, soluble dans 50 parties d'eau (chimiquement pur dans 20 parties. — Binz, Hager)[1], et en toutes proportions dans l'alcool, l'éther, le chloroforme, le sulfure de carbone, la glycérine.

L'absorption est rapide même à travers la *peau intacte* (Husemann, Hoppe-Seyler). L'élimination se produit rapidement par la peau, les poumons (odeur caractéristique) et les reins. Dans les urines on retrouve l'acide phénique transformé en *substances phénol-formatrices : a)* s'il a été introduit dans l'organisme en petite quantité, sous forme d'acide phénylsulfurique (Phénol-sulfate) non toxique ; *b)* s'il a été ingéré à haute dose, sous forme d'une deuxième substance phénol-formatrice non connue (Baumann). L'urine, sans qu'il y ait de rapport avec sa richesse en phénol (Salkowski), prend souvent une coloration vert olive, brune ou gris verdâtre, surtout à la suite de l'absorption par la peau ou par une plaie ; parfois, mais rarement, on y trouve de l'albumine, surtout si les doses ont été élevées.

1. On peut obtenir des solutions aqueuses concentrées en mélangeant par agitation, parties égales d'acide phénique ou de glycérine, puis ajoutant de l'eau en toutes proportions.

Principaux effets physiologiques. — Antiputride, antifermentescible. A la dose de 50 centigr. il ne produit chez l'homme aucun accident. — De 50 centigr. à 2 gr. : excitation, stupéfaction, vertiges, bourdonnements d'oreilles, dureté de l'ouïe : *faiblesse* ; sueurs ; diminution de la fréquence du pouls ; abaissement de la température ; coliques, diarrhée. A *dose toxique* : vertiges, étourdissements ; fourmillements dans les doigts, sentiment d'ivresse, délire ; stupeur ; analgésie, anesthésie, résolution musculaire ; intermittence et arrêt du cœur en diastole ; très rarement convulsions, contrairement à ce qui se produit chez les animaux ; collapsus, coma, mort.

Contre-poison. — Sucrate de chaux (Husemann) ; sulfate de soude et autres sulfates (Baumann) ; inhalations d'oxygène, saignée, transfusion (Ferrand).

Effets locaux. — Sensation de brûlure disparaissant généralement au bout d'une demi-heure ; à doses un peu élevées (solution de Hueter à 2 0/0), production de petites ecchymoses, mais sans abcès.

Acide phénique	0 gr.	10 centigr.
Eau distillée. .	10 gr.	—

10 à 20 gouttes, c'est-à-dire 50 centigr. à 1 gr. équivalant à 0 gr. 005 milligr. à 0 gr. 01 centigr. d'acide phénique (*Formulaire agenda des cliniques de Vienne*, 1881.)

Acide phénique. . .	2 gr.
Eau distillée. . . .	100 gr.

Hueter (contre l'érysipèle) [1], Hirschberg, Aufrecht, Schnitzler (phtisie), Fleischmann (prurigo) [2].

Acide phénique. . . .	1 gr.
Eau distillée.	75 gr.

1. Quatre demi-seringues autour de la plaque érysipélateuse dans la peau saine.

2. 10-20 gouttes au niveau du prurigo ; — une injection tous les 2-3 jours : nombre total : 3-15.

Solution employée contre l'érysipèle traumatique : cinq à six injections d'un gramme (20 gouttes) sont faites sous la peau saine autour de la plaque érysipélateuse en des points différents et à un centimètre du bord rouge et sont répétées une seconde fois dans la même journée ; elles sont continuées jusqu'à la chute de la fièvre et l'arrêt de l'érysipèle (durée : 3-4 jours). L'un de nous les a vu employer avec succès à Strasbourg dans le service de M. E. Bœckel [1].

Acide phénique. . .	0 gr. 01 centigr.	
à. . .	0 gr. 03	—
et. . .	0 gr. 05	—
Eau distillée. . . .	1 gr.	—

Solution employée par Jessier, en 1868, contre la fièvre intermittente.

Sulfate de quinine. . .	0 gr. 05 centigr.
Acide sulfurique	q. s.
Eau bouillante (II) . . .	4 gr.

Laissez refroidir et ajoutez :

Acide phénique	0 gr. 20 centigr.

Lente a injecté 10, 30 gouttes et plus de cette solution sans abcès [2]. — L'acide phénique et l'acide salicylique sont aussi ajoutés souvent à certaines solutions hypodermiques dans le but d'en empêcher l'altération.

Le *phénate d'ammoniaque* a été employé en injection hypodermique dans la fièvre typhoïde (Déclat).

1. Dans un article publié dans la *Gazette médicale de Strasbourg*, mai 1873, (M. E. Bœckel conclut en disant que ces injections permettent souvent d'arrêter des érysipèles très graves en deux fois 24 heures. Toutefois, M. E. Bœckel signale dans ce même article un cas de mort

2. Les formules les plus recommandables nous paraissent celles des cliniques de Vienne, de Hueter et surtout celle de M. E. Bœckel. Les solutions à 5/100 sont trop concentrées pour être injectées hypodermiquement.

Usages thérapeutiques. — Fièvres intermittentes (Jessier [1], Déclat, Hueter, Hirschberg, Aufrecht, Motta [2], etc.) ; prurigo (Rezek [3], Fleischmann) ; diphtérie (Trotz, etc.) ; phtisie et tuberculose (Schnitzner, Eliacopulos) ; névralgie crurale, pleuro-pneumonie (Hagen, Kunze) ; névralgies diverses (Schrumpf) ; fièvre typhoïde (Déclat, etc.) ; diabète, pustule maligne, charbon, œdème malin (Raimbert, Méplain, Verneuil, Trélat, solution 1/50), Marchisio (1879), Giovannetti, Maffucci (1881), etc. ; nœvus (Badley) ; rhumatisme articulaire aigu [4] (Bergonzini, Senator, Kunze et Golbaum) ; affections puerpérales (Chiarleoni, sans succès) ; anthrax (Olavide), angine de Ludwig (inj. parenchymateuse de 2 0/0), (Skibnewsky).

Acide phénique. .	5 grammes.
Eau distillée. . .	àà 10 gr.
Alcool.	

Acide phosphorique.

Selon M. Michalski (Th. de Paris, 1868), l'acide phosphorique a été employé hypodermiquement contre les hémoptysies des phtisiques.

1. Les observations (15 succès sur 27 cas) de Jessier datent de 1868, celles de M. Déclat sont de 1869 et ont été publiées en 1873. M. Ghisiani-Durant écrit seulement en 1884 qu'il a employé l'acide phénique avec succès, des centaines de fois dans la fièvre paludéenne (*The New-York med. Journ.*, vol. XI, p. 614).

2. Le professeur de Lisbonne faisait les injections dans le dos et la région splénique sans accidents généraux ni locaux (25 guérisons, 8 insuccès). Il préférait l'acide phénique au sulfate de quinine surtout dans la pratique hospitalière.

3. Vingt gouttes d'une solution au centième.

4. Injections faites dans le voisinage des articulations malades ; on doit préférer à l'acide phénique l'acide salicylique et le salicylate de soude (par voie stomacale).

Acide sclérotinique.

L'acide sclérotinique, isolé définitivement (de l'ergot de seigle) par MM. Dragendorff et Podwissotzky, est un corps brun sans saveur ni odeur, d'une faible acidité ; il est hygrométrique, mais non déliquescent. Les principaux symptômes observés par Nikitin [1], à la suite de l'administration de l'acide sclérotinique, dont l'action porterait surtout sur le système nerveux central, sont la paralysie, la diminution de la pression sanguine, de la force contractile du cœur (chez les animaux à sang froid) ; dans l'empoisonnement aigu, la diminution de la température jusqu'à la la mort ; le ralentissement de la respiration dont l'arrêt, en cas de mort, aurait lieu avant celui de la circulation ; l'augmentation, chez les animaux à sang chaud, des mouvements péristaltiques de l'intestin. D'après ses expériences, Nikitin concluait encore que l'acide sclérotinique produisait des contractions de l'utérus, que celui-ci fût vide ou plein, et renforçait les contractions déjà existantes. Avant et pendant les contractions, il avait observé la décoloration de l'utérus. Il attribuait l'action hémostatique de l'acide sclérotinique sur les hémorragies pulmonaires à la diminution de la pression sanguine, tandis que, dans les hémorragies utérines et intestinales, cette même action serait due à l'anémie produite par le rétrécissement des vaisseaux, consécutif à l'action de l'injection d'acide sclérotinique.

Rennert faisait usage pour les injections hypodermiques d'une solution aqueuse de 1 : 2. Ces injec-

1. Nikitin. — *Inaug. Dissert.* Würzburg, 1878 et *Ueber die physiol. Wirkung und therap. Verwertung der Sclerotinsäure, des Sclerotinsäuren Natriums und des Mutterkorns. Pharmakologie Untersuchungen* (Rosbach), Bd. II. H., I et III. Würzburg, 1879.

tions sont, dit-il, très douloureuses. La solution que M. Prévost employait à Genève en 1878 était ainsi formulée :

Acide sclérotinique . .	0 gr. 30 centigrammes.
Glycérine pure. . . .	4 —
Eau distillée.	6 —

Depuis, M. Prévost a remplacé avec avantage la glycérine par l'acide phénique ; la solution peut alors se conserver presque indéfiniment sans altération ; en voici la formule :

Eau distillée. . . .	10 gr.
Acide sclérotinique. .	0 gr. 30 centigr.
Acide phénique. .	0.03 à 0.10 centigr.[1].

Dans ces formules la seringue de Pravaz (de 1 gr.) contient donc 0 gr. 03 d'acide sclérotinique ; c'est la dose que Dragendorff et Podwisotzky avaient indiquée comme dose pour l'homme. Dans le travail de Nikitin la plus petite dose qui ait produit des contractions utérines chez les animaux est de 0 gr. 2. La dose mortelle chez l'homme serait, d'après cet auteur, de 10 gr. Stumpf, dans le service de Ziemssen à Munich, a d'abord employé l'acide sclérotinique à la dose indiquée par Dragendorff et Podwisotzky, mais ayant jugé cette dose insuffisante, il l'éleva à 0 gr. 6 répétée au plus 3 ou 4 fois par jour (sol. aqueuse 6 0/0 en inj. hyp.). Kobert a administré

1. En 1882, nous avons employé à Bicêtre cette solution dans le traitement de l'épilepsie chez un certain nombre de malades ; à la dose de 3-30 centigr., en injections hypodermiques, la dose maximum a été de 6, nous n'avons observé ni accidents locaux, ni accidents généraux ; la douleur est nulle ; le résultat thérapeutique a été négatif chez presque tous les malades ; chez cinq d'entre eux on a constaté une légère amélioration ; la durée du traitement a varié de 6 semaines à un an. (Voir pour plus de détails : *De l'emploi de l'acide sclérotinique dans l'épilepsie*, par Bourneville et Bricon (*Progrès médical*, 24 mai 1884).

l'acide sclérotinique à la dose d'un gramme par jour. M. Sotschaw (1881) prétend avoir obtenu de meilleurs effets des injections d'acide sclérotinique (sol. 5 0/0) que des injections d'ergotine dans le traitement des fibromyomes utérins.

De récentes expériences de M. Queirolo (*Italia medica*, 1884, n° 25) sembleraient démontrer que l'acide sclérotinique (voie hypodermique de 5 à 15 centigr. ; intérieurement de 2 à 4 gr.) n'exerce aucune action sur le calibre des vaisseaux et n'augmente pas la fréquence du pouls. Ganguillet a utilisé le sclérotinate de soude.

Emploi thérapeutique. — Mêmes indications que pour les préparations d'ergot de seigle et d'ergotine.

Acide tannique. (Voir TANNIN).

Aconit. — Aconitine et ses sels.

L'aconitine se présente sous deux formes : amorphe et cristallisée ; elle est inodore, d'une saveur amère, insolubre dans la glycérine, peu soluble dans l'eau, soluble dans l'eau acidifiée, l'alcool, l'éther, le chloroforme, la benzine. Tous ses sels, surtout le sulfate, sont très solubles dans l'eau.

Principaux effets physiologiques. — Ralentissement du pouls et de la respiration ; douleurs lancinantes dans la première branche du trijumeau, action par influence centrale de la région bulbaire des noyaux d'origine de ce nerf (Mary) ; picotements, fourmillements de la peau surtout à la face, autour du nez, aux lèvres, à l'extrémité de la langue ; modification du goût (substances sucrées mal perçues) ; bourdonnements d'oreilles, vertiges ; faiblesse, langueur.

A doses plus fortes : accentuation de ces phénomènes (sensation de brûlure à la pointe de la langue), sensation de froid, de constriction aux extrémités, langueur et somnolence, lourdeur de tête, dilatation des pupilles, augmentation de la sécrétion urinaire, de la sueur et de la salivation ; tendance syncopale.

A dose toxique : nausées, vomissements ; mouvements convulsifs, secousses musculaires fibrillaires, abolition des réflexes, incoordination motrice ; prostration extrême ; anesthésie complète ; abaissement progressif de la température, du pouls ; voix éteinte ; paralysie musculaire (disparition de la contractilité musculaire, parallèlement à l'abolition de la motricité nerveuse [1] (Mary, thèse 1880) ; coma et mort par asphyxie.

Les *préparations* d'aconit sont très infidèles et leurs effets très irréguliers ; cette variabilité dépend de la provenance de la plante et de la partie employée (les préparations faites avec les racines fraîches sont les plus actives). L'aconitine Duquesnel paraît être la plus active ; celle des Allemands serait de 20 à 50 fois moins active [2]. L'aconitine et ses sels ne

1. Cette opinion est en contradiction avec les résultats expérimentaux obtenus par Aschscharumow, Bohm, Gréhant et Duquesnel, Rabuteau, etc., qui attribuent à l'aconitine une action élective sur les plaques nerveuses terminales motrices ; à faible dose, selon ces auteurs, l'aconitine agit comme le curare, à haute dose ; elle agit primitivement sur le cœur (arrêt en diastole).

2. A la suite d'un cas d'empoisonnement suivi de mort produit par le nitrate d'aconitine de Petit (de Paris), MM. Plugge et Huisinga ont entrepris des expériences dans le but de déterminer la puissance toxique des différents nitrates d'aconitine : Le nitrate de Petit, en cristaux blancs, durs, difficilement soluble dans l'eau froide ; celui de Merk, poudre jaune brun, facilement soluble dans l'eau ; celui de Friedländer, masse gommeuse agglutinée, de couleur blanc verdâtre, très soluble dans l'eau. De leurs expériences il résulterait que le nitrate d'aconitine de Petit aurait une action toxique au moins huit

doivent être maniés qu'avec la plus grande prudence : on ne doit débuter que par 1/4-1/2 milligramme, ne guère dépasser 2 milligrammes, et n'aller à 5 milligrammes (!) que progressivement et en cas d'absence d'accidents toxiques.

Richardson, dans un cas d'empoisonnement par l'aconit, a fait avec succès, et Wood (1879), sans succès, l'un des injections hypodermiques, l'autre des injections intra-veineuses d'ammoniaque. Enfin « alors même que les contractions du cœur se modifient et s'arrêtent, on peut les faire réapparaître au moyen de l'excitation artificielle (électricité). » (Mary.)

Effets locaux. — La solution alcoolique de sulfate d'aconitine (1500), d'abord employée par Gubler, produit une sensation de chaleur assez vive, et parfois une sensation de brûlure qui persiste assez longtemps. Cette action locale tient sans doute en partie à la nature du véhicule employé.

Aconitine..................................	1 gr.
Acide sulfurique..............................	q. s. pour dissoudre.
Eau distillée..................................	500 gr.

Un gramme, soit 20 gouttes de cette solution, contient 2 milligrammes d'aconitine.

Nitrate d'aconitine..............................	0 gr. 05 centigr.
Eau distillée..................................	100 gr.

Chaque gramme ou 20 gouttes = 1/2 milligramme de sel (Gubler, Mary). Erlenmeyer a fait usage sans succès d'une solution de :

Aconitine..................................	0 gr. 11 centigr.
Alcool.................................. }	āā 7 gr. 50 centig.
Eau distillée.................................. }	

fois plus grande que celle de Merk et cent soixante-dix fois que celle de Friedländer. Les aconitines allemandes ne seraient du reste pas toujours de même qualité.

Chaque gramme ou 20 gouttes = 8 milligrammes.

Extrait alcoolique d'aconit............	1 gr.
Eau distillée................................	60 gr.

Solution employée par Lorent contre la céphalalgie rhumatismale à la dose de 6-15 gouttes.

Emploi thérapeutique. — Névralgies, surtout du trijumeau (Gubler); céphalalgie (Lorent, Oulmont, Massini); rhumatisme aigu [1] et chronique (Lorent, Eulenburg); arthrite déformante (Lobl); prosopalgie (Pletzer); angine de poitrine; coqueluche; etc., etc.

L'aconit et ses préparations ont encore été employées et recommandées dans l'hypertrophie du cœur, dans le tétanos (Wunderlich), la fièvre intermittente, la fièvre puerpérale. A Genève, il en est fait un grand usage, au début de certaines affections aiguës de l'appareil respiratoire, mais dans tous ces cas, il n'est pas à notre connaissance qu'il ait été employé hypodermiquement (extrait alcoolique) par d'autres que par Lorent.

Agaricine.

L'agaricine, extraite de l'agaric blanc, a été préconisée par MM. Seifert, Piering, etc., pour combattre les sueurs, entre autres celles des phtisiques, aux doses de 4 milligr. à 2 cent. Elle ne produirait ni nausées, ni diarrhée, diminuerait les accès de toux; le sommeil serait plus tranquille et moins interrompu. Son maximum d'action ne se produisant que de 5 à 6 heures après son administration, il est nécessaire de la donner à des heures différentes et va-

1. Rendu superflu depuis l'emploi de l'acide salicylique.

riables selon les malades. M. Seifert [1] s'en est servi parfois hypodermiquement.

Agaricine.	0 gr. 05 cent.
Alcool absolu	4 — 50 —
Glycérine	5 — 50 —

Un seringue entière à la fois, M. Seifert déconseille l'emploi de l'agaricine en injections hypodermiques, à cause de la vive brûlure qu'elle produit, et aussi parce que sous cette forme elle ne présenterait aucun avantage sur l'admininistration par voie stomacale. — Les doses indiquées par M. Seifert ont été depuis dépassées par beaucoup d'auteurs sans que les effets obtenus aient été constants ; cette substance est de beaucoup inférieure à l'atropine.

Albumine. (Voir INJECTIONS SOUS-CUTANÉES NUTRITIVES).

Alcool.

L'alcool a été employé hypodermiquement, soit pur, soit comme véhicule. Sans parler de son mode d'emploi en chirurgie dans certaines tumeurs ou cavités, l'alcool a surtout été utilisé soit comme stimulant diffusible (W. Zuelzer), soit contre les douleurs localisées (Luton) [2] ou comme hémostatique (Luton). « Il détermine sur le point avec lequel il est mis en contact, une sensation assez vive, mais qui se dissipe bientôt. Pour l'administrer en injections sous-cutanées, on donnera, en général, la préférence à l'alcool à 90°. A un plus haut titre, on court risque d'escarrifier les tissus touchés, et même à ce titre, si l'injec-

1. Seifert — *Ueber die Wirkung des Agaricin gegen die Nachtweisse der Phthisiker* (*Wien. med. Woch.*, n° 38, 1893).

2. « Nous n'avons pas trouvé que son action fût supérieure à celle d'une solution saturée de sel marin. »

tion est faite trop près des extrémités, on n'évitera pas toujours cet inconvénient. A un degré inférieur, le liquide tend à se diffuser et ses effets locaux s'amoindrissent en proportion, mais alors on rentre dans le cas des injections stimulantes à action universelle. Les doses seront calculées selon les résultats qu'on prétend obtenir ; on ne peut, sous ce rapport, rien fixer à l'avance (Luton). »

L'alcool injecté sous la peau à différents degrés de concentration est un bon fluxionnant et particulièrement au titre de 50° ; son contact n'est pas trop douloureux et il ne provoque ni abcès, ni escarres.

M. Flood fit avec un plein succès dans un cas d'*empoisonnement par l'opium*, en l'espace de quatre heures, plus de deux cents injections de café et de wiskey : en même temps, il fit quelques injections de teinture de belladone à la dose de 10 à 20 gouttes. L. Ainsworth (1881) a injecté de 1 gr. 75 à 3 gr. 50 d'eau-de-vie dans des cas de collapsus. Breisky et Figuero injectèrent de l'*eau-de-vie* [1] avec de bons résultats dans des cas d'anémie aiguë, suite d'hémorragies puerpérales ou de traumatismes. En résumé, l'*alcool* trouve sa principale indication dans les cas *graves d'anémie*, dans le *collapsus* et dans les *douleurs* localisées.

Alcoolé d'ammoniaque anisé. — Liqueur ammoniacale anisée.

Zuelzer (de Berlin) a réuni l'alcool à l'ammoniaque dans la formule suivante :

Essence d'anis.	1 gr.
Alcool à 85°	4 —
Ammoniaque liquide.	5 —

1. M. Edward Waren aurait usé des injections hypodermiques d'eau-de-vie dès 1867.

15 à 30 gouttes dans des cas de typhus adynamique. Il a observé parfois, avec cette solution, la production de petits abcès. Eulenburg a employé avec peu de succès des injections d'ammoniaque anisée dans plusieurs cas de collapsus ; il injectait 5-7 gouttes de liqueur ammoniacale anisée tantôt pure, tantôt en y ajoutant égale ou double quantité d'eau distillée [1].

Alimentation sous-cutanée. (Voir INJECTIONS SOUS-CUTANÉES NUTRITIVES).

Aloès. — Extrait d'aloès. — Aloïne.

M. Luton a eu l'occasion d'employer une solution aqueuse d'aloès. Cette solution était au dixième et ne contenait que les éléments solubles dans l'eau.

Aloès	10 gr.
Eau distillée	100 —

Filtrer.

Les *effets locaux* furent à peu près nuls, ou bien se bornèrent à une simple hypérémie locale bientôt dissipée. — L'injection détermina un effet laxatif assez prononcé chez un typhique constipé, par un seul gramme de cette solution injecté sous la peau de l'avant-bras. L'alcoolé, ou mieux le glycérolé, serait préférable à l'hydrolé. Les solutions d'extrait d'aloès ne sont d'aucune efficacité, ce qui tient à l'irritation locale qu'elles produisent.

L'aloïne de Merck, glycoside soluble dans l'eau et l'alcool (Stendouse) a été employée comme cathartique (en solution aqueuse 1/25 sans accidents locaux) par M. Fronmüller [2] ; son action se produi-

1. Nous n'avons usé de cette injection que deux fois sans accidents locaux.
2. Fronmüller. — *Ueber Abführen auf subcutanem Wege (Memorabilien*

sait de 3 à 5 heures après, sauf en cas de constipation opiniâtre. M. Fronmüller croit ces injections indiquées en cas de catarrhe gastrique, de cancer, chez les aliénés, etc.

M. Klein prétend que l'aloïne diminue l'inflammation et la pression intra-oculaire (glaucome, kératites aiguës, etc.) Les injections sous-cutanées d'aloïne et d'extrait d'aloès ainsi que la solution de Luton ont encore été administrées sans résultat par Kohn[1] chez des aliénés constipés. Sur les animaux auxquels il injecta de fortes doses d'aloïne, il constata une gastrite ulcéreuse hémorragique, et des altérations rénales semblables à celles qui surviennent dans l'empoisonnement par les sels de chrome. M. Hiller a expérimenté une solution de 1 gr. d'aloïne dans 3 grammes de glycérine chaude ; 1 à 2 seringues de cette solution en une fois produisaient, 5 à 6 heures après, une action purgative modérée accompagnée de douleurs abdominales (Voir Soude). M. Bozzolo (de Turin) (1883) dut renoncer à ces injections à cause des violents accidents locaux qu'elles produisent.

Ammoniaque.

L'ammoniaque a été employée en injection sous-cutanée concurremment avec son administration intérieure, contre les morsures de serpents venimeux : 30 gouttes diluées avec parties égales d'eau, ou bien une partie d'ammoniaque pour quatre parties d'eau (Nothnagel et Rossbach). M. Willis Cummings a employé ces injections dans un cas d'alcoolisme compliqué d'insolation (1883). Halford et Oré ont pratiqué

xxvii, févr. 1882). — Les solutions aqueuses d'extrait d'aloès et de décoctions de sené donnent lieu à des accidents locaux.

1. Kohn. — *Zur Wirkung der Aloe* : (*Berl. klin. Woch*, XIX, n° 5).

des injections intra-veineuses d'ammoniaque diluée dans des cas graves de morsures de serpents.

Monteverdi[1] l'a employée avec parties égales d'eau de menthe dans un cas grave de choléra : cette médication fut suivie de succès. M. Trusevich a usé d'ammoniaque liquide dans les cas de collapsus, soit en injections hypodermiques, soit en injections intraveineuses (2 à 5 gouttes d'ammoniaque diluée ; celles-ci avaient été employées auparavant par Halford, Penfold, Moceiben, Tibbis, Davidson, Cotton, Flint, etc. M. Hirsch (de Mayence) a employé les injections de sulfhydrate d'ammoniaque (Schwefelammonium) contre le choléra. Cet auteur, se basant sur des idées théoriques inadmissibles, l'administra avec succès, prétend-il.

Liq. ammoniac. sulphurati. .	3 gr. 60 centigr. (1 dr.).
Aqua distillat.	10 gr. 80 centigr. (3 dr.).

Une solution à parties égales produit une vive douleur (sensation de brûlure durant une heure) et des phénomènes inflammatoires.

Richardson, dans un cas d'empoisonnement par la teinture d'aconit (voir ACONIT), fit une injection d'ammoniaque au moment où le pouls avait cessé de battre depuis dix minutes. Cette injection (environ 2 gr.) fut répétée quatre fois à dix minutes d'intervalle ; quatre jours après, il ne restait plus aucune trace de l'empoisonnement. On observa sur un des points où l'on fit l'injection, une plaque gangreneuse de la peau, de peu d'étendue.

Le *valérianate d'ammoniaque* a aussi été employé hypodermiquement.

On a attribué à l'ammoniaque et à ses sels des propriétés excitantes, stimulantes, que l'on met sur-

1. Citation d'Eulenburg. Bourguet, en 1862, a injecté l'ammoniaque diluée (1/2) dans une pseudarthrose de la cuisse.

tout à profit pour combattre le collapsus dans les affections les plus diverses.

Ammoniaque (Citrate d'). (Voir PYRO-PHOSPHATE DE FER CITRO-AMMONIACAL).

Amyle (Nitrite d') (Voir NITRITE D'AMYLE).

Antihydropine.

L'Antihydropine est extraite de la blatte orientale, employée par le peuple, en Russie, contre les hydropisies. Elle a été administrée hypodermiquement sans résultats par M. Wyschinski. M. Bogomolow (*St-Petersburger med. Wochenschrift*, 1882, n° 47, p. 404), a employé soit la poudre, soit la teinture de blatte orientale dans 70 cas d'anarsarque ou ascite (affections cardiaques, rénales et hépatiques); 19 fois il aurait obtenu des sueurs abondantes, 61 fois une augmentation de la sécrétion urinaire et 13 fois la provocation de selles san effets irritants ou autres. Dans l'urémie, l'auteur injecte une pleine seringue (de Pravaz) de teinture.

Antipyrine.

Alcaloïde dérivé de la quinoléine. Le chlorhydrate d'*antipyrine* se présente sous forme de poudre blanche, d'un gris jaunâtre quand elle est restée exposée à l'air, soluble dans l'eau froide (1 gr. pour 3 gr.), plus soluble dans l'eau chaude (1 gr. dans 50 centigr. d'eau), dans l'alcool. D'un goût amer moins désagréable et moins persistant que celui de la quinine.

Antipyrétique puissant, elle jouit de propriétés identiques à celle de la kairine, mais son action est plus prolongée et beaucoup plus active, et elle ne produirait pas d'altération du sang (Huchard, Brouardel et Paul Loye, Arduin) ; il ne se manifeste pas de frissons lors de la réaction, c'est-à-dire quand la température remonte. Elle produit parfois des sueurs modérées [1], des vomissements, de la constriction pharyngée, un exanthème particulier (Pribram, Cahn, etc.), mais on n'aurait pas observé de collapsus. L'antipyrine jouirait de propriétés antiputrides et hémostatiques (Arduin, Hénocque). Elimination par les reins (encore constatable 36 heures après son administration (Maragliano).

L'antipyrine arrête la fermentation de la levure de bière et la germination (Brouardel et Paul Loye).

Les résultats divers observés dépendent de la diversité des produits.

Doses. — M. Filehne qui le premier a expérimenté l'antipyrine la donnait à la dose de 5 à 6 gr. en trois prises, à un intervalle d'une heure ; d'autres auteurs l'ont donnée à celles de 9 à 10 gr. Il est toutefois prudent de n'élever les doses que progressivement (collapsus). Chez les enfants, MM. Penzoldt et Sartorius conseillent d'en donner d'abord chaque heure autant de décigrammes que de nombre d'années. En *injection hypodermique* l'action antipyrétique serait plus intense et plus rapide.

Employée par un grand nombre d'auteurs, elle doit surtout être administrée contre le symptôme « fièvre » ; Ranke (1884) paraît être le premier qui l'ait utilisée hypodermiquement ; il injectait de 1 à 1 1/2 centim. cube d'une solution à 1 gr. de substance active par 50 centigr. d'eau. La solution faite à chaud conserve sa limpidité par le refroidissement ; faites dans la région fessière, ces solutions ne déterminent qu'une douleur fugitive sans réaction inflammatoire.

Erb, Hoffer, Huchard, Niepce, Mingazzini, Roussel,

1. Selon M. Huchard, les sueurs n'apparaîtraient pas quand l'antipyrine est donnée à doses fractionnées (50 centigr.).

Pàvay, etc., ont employé les injections sous-cutanées ; les trois premiers y auraient renoncé à cause des vives douleurs occasionnées par la solution, les autres ont continué à les recommander. La solution de M. Mingazzini est de 1 gr. pour 3 à 4 gr. d'eau distillée ; celle de M. Huchard à parties égales ; celui-ci a du reste constaté que la méthode hypodermique est un peu douloureuse ; elle lui aurait paru donner des résultats moins satisfaisants que la voie stomacale.

M. Pàvay [1] a employé une solution à 50 0/0 ; il a injecté trois seringues de Levin (d'une contenance de 2 gr.) en une heure soit 3 gr. d'antipyrine. Les effets sont rapides. Après chaque injection il malaxe pendant quelques minutes le lieu de l'injection qui est faite dans les muscles de la fosse. Il n'aurait jamais observé d'accidents locaux (sensation de brûlure, douleurs, inflammation, etc.), aussi croit-il devoir recommander ces injections toutes les fois que pour une cause quelconque on ne peut utiliser la voie stomacale.

Apocodéine et aponarcéine (Chlorydrates d').

Le chlorhydrate d'apocodéine (l'apocodéine ne diffère de la codéine que par un équivalent d'eau en moins) est soluble dans l'eau, incristallisable et précipitable par excès d'acide.

Chlorhydrate d'apocodéine . .	3 centigr.
Eau distillée.	2 gr.

20 à 30 gouttes correspondent à 15 et 22 milligr. de sel. L'effet vomitif se produit après quelques instants et cela sans fatiguer le malade (Dujardin-Beaumetz.) Les propriétés thérapeutiques de l'apocodéine sont celles de l'apomorphine, mais à un degré moin-

1. Pavay. — *Ueber einige neuere Arzneimittel und deren Anwendungsmethoden* (*Pester med. chirurg. Presse.* 18 janvier 1883).

dre (Dujardin-Beaumetz). Le chlorhydrate d'aponarcéine est un émétique inusité.

Apomorphine (Chlorhydrate d').

L'apomorphine ne diffère de la morphine que par un équivalent d'eau en moins. Son chlorhydrate est seul usité.

Principaux effets physiologiques. — Sensation de pesanteur à la région épigastrique; légère douleur de tête ; accélération du pouls et de la respiration ; salivation, sueurs, nausées, vomissements Euphorie rapide accompagnée de sommeil. « Son action est directe sur le centre du vomissement, et non, comme on l'a dit, réflexe, lors de son élimination par les glandes de l'estomac (David). » Chez les animaux, la section des nerfs vagues ne modifie en rien l'action de l'apomorphine (Vulpian, Harnack, Riegel, David) ; la paralysie de ces nerfs, produite par l'atropine, paraît au contraire diminuer cette action (David). L'état asphyxique presque complet et prolongé produit par l'obstruction du larynx n'a aucune influence sur l'action de l'apomorphine (David). Le chlorhydrate d'apomorphine n'a aucune influence sur la sécrétion de la bile du chien (David). Il exerce sur certains animaux une action excitatrice qui lui est propre. Cet action est centrale. Les animaux qui y sont sujets ne possèdent pas la faculté de vomir (lapin, cochon d'Inde, rat), ou offrent une résistance particulière à l'action vomitive du chlorhydrate d'apomorphine (Harnack, David). Adose toxique : coma, paralysie, abolition des réflexes (Kohler, Quel).

Effets locaux. — Les injections hypodermiques de chlorhydrate d'apomorphine n'ont jamais donné lieu à aucun accident local ; tout au plus a-t-on noté parfois de petites indurations sous-cutanées disparaissant rapidement. La douleur est nulle ou presque nulle.

Doses[1]. — Les doses vomitives employées, hypodermiquement, par les différents auteurs, sont de 5 milligrammes (Gee); 4 milligrammes pour l'adulte 1 milligramme et un demi-milligr. chez l'enfant (Pierce); 6 à 7 milligr. (Siebert, Bœhm); 5 à 10 milligr. (Harnack); 8 milligr. (Lœb); 6 à 12 milligr. (Mœrz); 10 milligr. pour l'adulte, 8 milligr. pour la femme et 6 milligr. pour l'enfant (Bourgeois); 10 milligr. (Routy); 4 milligr. (Prévost, David.); 10 milligr. (Carville, Bourneville); etc., etc.

Le chlorhydrate d'apomorphine ne doit être administré qu'avec une *extrême prudence*, à cause de la tendance particulière à la *syncope* et au *collapsus* qu'il occasionne chez certains sujets (David). La plupart des traités de thérapeutique, des formulaires et beaucoup d'auteurs, indiquent comme dose vomitive un centigramme et même plus (Dujardin-Beaumetz; *Clin. thér.*, 10 à 15 milligr.) Cette dose est évidemment *dangereuse*; aucun vomitif n'a donné lieu, eu égard à la fréquence de son emploi, à autant de cas de collapsus et de syncope (cas de Riegel et Bœhm, Dujardin-Beaumetz, etc., etc.). La dose de 4 milligr. est suffisante pour l'homme, lorsque la préparation est de bonne qualité, et même à cette dose (3-4 milligr.), MM. Prévost et David ont observé chez une femme un collapsus inquiétant. Lœb a observé du collapsus après une dose de 2 milligr. chez un enfant.

Les doses vomitives pouvant varier selon la nature de l'apomorphine employée, il semble nécessaire, comme l'a conseillé M. Prévost, de faire de ce médicament une épreuve physiologique avant de l'administrer sur l'homme.

1. Nous n'entendons parler ici que des doses administrées hypo-

Mode d'emploi et formules. — Selon de nombreux auteurs, l'apomorphine en solution serait peu stable ; aussi a-t-on recommandé de ne la préparer qu'au moment de s'en servir. Notre ami, M. David [1], dans son travail remarquable, fait sous la direction de M. Prévost (de Genève) et auquel nous avons fait de nombreux emprunts, s'exprime ainsi au sujet du chlorhydrate d'apomorphine fourni par M. Duvernoy : « Il se dissout assez difficilement dans l'eau froide, rapidement dans l'eau tiède. Sa solution se teinte en vert au bout de quelques minutes. Cette coloration augmente, mais sans influer en rien sur les propriétés physiologiques du produit. Nos solutions, après un an de service, ne se sont pas altérées, quoique nous n'ayons pas pris de précautions particulières. Le changement de coloration s'est seul manifesté. Notre plus ancienne solution est d'un vert émeraude sale, tirant sur le jaune ; elle est neutre et son action physiologique n'a pas varié depuis le premier jour jusqu'à aujourd'hui. La solution que nous avons employée est dans la proportion de 1 gramme d'eau pour 2 milligrammes de chlorhydrate d'apomorphine. »

Le titre de la solution prescrite par les auteurs a souvent varié, mais la solution la plus généralement ordonnée est au 1/100, soit :

Chlorhydrate d'apomorphine .	0 gr. 01 centigr.
Eau distillée	1 gr.

Bourgeois s'est servi, comme excipient, de l'alcool dilué et de 3 gouttes d'eau distillée. On a quelquefois ajouté une ou deux gouttes d'acide chlorhydrique pour éclaircir des solutions concentrées. M. C. Paul s'est servi de la glycérine comme dissolvant.

dermiquement. Les doses administrées par voie stomacale doivent être plus élevées.

[1] *Contribution à l'étude physiologique du chlorhydrate d'apomorphine.* Lausanne, 1875.

On ajoute aussi quelques gouttes d'acide acétique pour conserver la solution comme dans la formule suivante :

Chlorhydrate d'apomorphine. . .	0 gr. 20 centigr.
Eau distillée	20 gr.
Acide acétique dilué	III gouttes
	KÖLNER (1882).

Emploi thérapeutique. — Le chlorhydrate d'apomorphine est prescrit principalement comme vomitif et comme expectorant (Juraz). MM. Riegel et Bœhm en ont fortement recommandé l'emploi chez les enfants (1).

Eichberg (d'après Eulenburg) s'en serait servi avec succès chez un enfant de 2 ans 1/2 atteint de convulsions à la suite de troubles digestifs (10 gouttes d'une solution de 0,05 dans 6 grammes d'eau distillée).

(Affections gastriques, embarras gastrique (Worms, Vulpian, Bourneville). Empoisonnements divers (morphine, chloral, chloroforme exceptés) [1]; asphyxie imminente ; croup (Chouppe) ; pneumonie ; amygdalite et broncho-pneumonie (Dujardin-Beaumetz, Jürgensen) ; laryngite striduleuse ; corps étrangers de l'œsophage (Verger) ; hémoptysies graves (Zuber, C. Paul) ; manie (Marthe) ; hystéro-épilepsie (Challand, Laurencin, Gowers, Sabatowsky) ; emphysème avec bronchite (Vulpian, Routy, Worms) ; angine tonsillaire (Zuber, Vulpian, Routy) ; croup et diphtérie (Alois, Monti) ; grippe (Bourneville) ; épilepsie (Riegel, Vallender [2]), etc., etc.

1. La morphine empêchant l'action de chlorhydrate d'apomorphine de se produire (David), le chloroforme et le chloral en injections intra-veineuses retardant l'action de l'apomorphine jusqu'au réveil (David), il serait donc inutile, même dangereux, à cause de la perte de temps qui en résulterait, d'administrer le chlorhydrate d'apomorphine en cas d'empoisonnement par la morphine, le chloroforme ou le chloral, lorsque l'empoisonnement serait assez grave pour produire l'anesthésie et la résolution musculaire (David).

2. Vallender cite trois cas d'épilepsie grave avec aura dans les-

Arbutine

L'arbutine, glucoside retiré par Lewin (de Berlin) de l'*uva ursi*, est soluble dans l'eau.

Les feuilles d'*uva ursi* sont depuis longtemps données empiriquement comme diurétique, surtout dans les affections catharales de la vessie. Le principe actif ne serait autre que l'arbutine qui se décompose dans l'économie en hydroquinone. Les recherches des auteurs au sujet de l'action diurétique de l'arbutine sont encore contradictoires; toutefois de nouvelles expérimentations sont nécessaires avant de se prononcer définitivement sur la valeur de ce nouveau produit. En tous cas, l'arbutine n'a que rarement encore été employée hypodermiquement. Les doses sont de 1 gramme et au delà.

Argent (Nitrate d'). — Sels d'argent.

Les injections de nitrate d'argent, dont l'usage en chirurgie (tumeurs, etc.) est si connu et si répandu, surtout depuis les travaux de M. Luton, ont aussi été utilisées en médecine interne. La douleur qui suit les injections hypodermiques de nitrate d'argent est souvent très vive, quoique de courte durée. « Elles sont irritantes au point de produire presque nécessairement un abcès à l'endroit touché; cependant le nitrate d'argent limite en quelque sorte de lui-même son action par la zone de coagulation qu'il détermine autour de lui; il n'y a pas d'inflammation moins diffusible; au centre, une escarre et une collection séro-purulente chargée de l'isoler et de l'éliminer; à la périphérie, un bourrelet d'indu-

quels les injections d'apomorphine en injections sous-cutanées auraient amené la cessation des accès.

ration (Luton) », souvent comme cartilagineux. L'abcès artificiel laisse écouler un liquide séreux ou puriforme, entraînant avec lui une escarre du tissu cellulaire, et laisse à sa suite une cicatrice. M. Luton fait usage de deux types de solution : l'une au dixième et l'autre au cinquième.

Nitrate d'argent cristallisé. . . .	1 gr.
Eau distillée.	5 gr. ou 10 gr.

Il en injectait de un quart à un centimètre cube (de cinq à vingt gouttes). La solution au cinquième détermine presque toujours une escarre et par suite un abcès ; exceptionnellement l'élimination de l'escarre fait défaut, et celle-ci reste en quelque sorte enkystée au sein des tissus vivants, comme un corps étranger. Avec la solution au dixième, il est à noter que l'irritation est d'autant moins forte que l'on se rapproche de la racine des membres ; ainsi, à la hanche, on ne serait pas sûr d'obtenir un abcès. M. Luton croit qu'il n'y aurait aucun avantage à rendre les solutions plus faibles. M. Ledentu (thèse Angelé) s'est servi d'une solution au quart.

Sans parler des applications chirurgicales du nitrate d'argent injecté hypodermiquement, nous voyons que les injections sous-cutanées de ce sel ont surtout été employées dans les névralgies (Luton, Ruppaner, Bertin et Michalski, etc.) ; le rhumatisme ; la goutte (Ruppaner) ; l'arthrite chronique, le tabes dorsalis (Frommhold).

M. Jacobi a proposé la formule suivante pour les injections hypodermiques de sels d'argent dans les névroses :

Argenti chlorati.	0 gr. 03 centigr.
Natri subsulfurosi	0 gr. 30 centigr.
Aq. dist.	10 gr.

M. D. *in vitro nigr.* — La *dose* à injecter serait

d'environ un gramme ; cette solution ne donnerait lieu à aucun accident local. Récemment, M. Eulenburg a employé le *pyrophosphate d'argent* (soluble dans 3.85 parties d'une solution au centième d'acide phosphorique) et l'*albuminate d'argent* (1/2 à 1 centigr par centim. cube).

Arsenicaux.

Principaux effets physiologiques. — *A dose faible* : sensation de chaleur le long de l'œsophage et dans l'estomac ; augmentation de l'appétit ; stimulation des fonctions organiques ; diminution de l'urée et de l'acide carbonique ; abaissement de la température et du pouls.

A dose plus élevée : sensation de constriction au niveau du cou ; soif ; douleurs épigastriques ; nausées, vomissements ; coliques, diarrhée ; fièvre avec céphalalgie ; insomnie.

A dose toxique : diarrhées avec matières alvines ayant l'aspect de l'eau de riz, parfois sanguinolentes ; crampes et aphonie, pâleur de la face ; faiblesse, irrégularité et fréquence du pouls ; rareté et suppression de l'urine ; dyspnée ; cyanose ; perte de connaissance ; délire ; convulsions ; mort.

Intoxication lente : éruptions cutanées (eczémateuses, scarlatiniformes, etc., etc.) ; conjonctivite ; anémie profonde ; chute des cheveux et des ongles ; ulcération et inflammation des muqueuses nasale, laryngienne, etc. ; paralysie surtout des extenseurs ; hydropisie ; cachexie ; dégénérescence graisseuse de la plupart des organes.

Élimination par la bile, l'urine et la sueur. Sa durée serait très variable. Les effets physiologiques des arsenicaux ne sont, du reste, qu'imparfaitement connus.

Effets locaux : sensation de brûlure durant tout au plus 15 à 20 minutes (Eulenburg, Bourneville). Eulenburg, Köbner n'ont pas observé d'accidents locaux. Quelquefois, il se produit des indurations douloureuses ayant au maximum un centimètre de diamètre, s'accompagnant parfois d'un peu de rougeur de la peau et pouvant même s'abcéder (Bourneville).

Liqueur de Fowler............	1 partie.
Eau distillée.................	2 parties.

Eulenburg [1] qui a préconisé cette formule, en aurait retiré des effets avantageux dans différentes formes de tremblements (paralysie agitante, etc.). Köbner, dans le lichen ruber et dans un cas de sarcome généralisé de la peau (enfant de 8 ans) ; Lesser dans le lupus (1885) ; Soltzmann, dans la chorée et d'autres, se sont aussi servis d'une solution à parties égales de liqueur de Fowler et d'eau distillée. L'un de nous a employé sans succès la solution de M Eulenburg chez quatre femmes atteintes de paralysie agitante (service de M. Charcot) ; le nombre des injections a été de 16 à 25 (de 15 à 40 gouttes) ; elles ont été faites de chaque côté de la ligne des apophyses épineuses depuis la nuque jusqu'à la région sacrée. Les doses injectées correspondaient à 0 gr. 17 à 0 gr. 50 de liqueur de Fowler. Il n'a observé aucun phénomène général ; exceptionnellement les malades ont accusé des nausées. Nous avons employé à Bicêtre dans des chorées chroniques non seulement la formule d'Eulenburg, mais encore la suivante [2] sans avoir observé aucun incident local (induration, empâtement, etc.)

1. Actuellement Eulenburg emploie une solution de 1 : 4 ; dose de 10 à 20 gouttes, soit de 10 à 20 centigrammes de liqueur de Fowler.

2. Celle-ci a donné lieu parfois à des indurations et a produit un abcès.

Liqueur de Fowler..	10 gr.
Eau distillée................ Glycérine....................	ãã 5 gr.

Une seringue de 20 gouttes correspondant à 20 gouttes de liqueur de Fowler.

Liqueur Fowler............... Teinture de fer pommée[1]....	ãã 10 grammes.

De quelques gouttes à une seringue entière. (*Formulaire agenda des Cliniques de Vienne.*)

L'*acide arsénique* aurait été employé en injection hypodermique contre le psoriasis par M. Tichomirow (*Année médicale*, 1870, p. 357.)

Lipp a injecté, d'après Bartholow, de un à deux centigrammes d'*acide arsénieux*; à la suite de ces injections, il a noté une évélation de la température, une accélération du pouls, une diminution de l'appétit; de la diurèse, de l'excitation nerveuse, du vertige, de la céphalalgie, de la toux, de la rougeur des conjonctives, etc. Malgré ces effets produits par une dose, selon nous, trop élevée, M. Lipp n'en recommande pas moins l'emploi de cet agent, se basant sur ce que la durée du traitement est abrégée, la dose minime[2], et sur l'absence de troubles digestifs.

MM Billroth, Czerny, Karewsky (1884) auraient tiré grand avantage de l'acide arsénieux en injections hypodermiques dans le traitement des lymphomes.

Radcliffe a employé la *liqueur de Fowler* pure, mais l'irritation locale considérable qu'elle produi-

1. La teinture de fer pommée usitée en Allemagne est une solution d'extrait de mars pommé (malate de fer impur) dans l'alcoolat de cannelle 1/10.

2. En Italie, Scarenzio, Gamberini, etc., employèrent hypodermiquement l'eau *minérale* forte de Levico (contenant par litre 0 gr. 0009 d'acide arsénieux), à la dose d'une à deux injections de un gramme par jour; ils auraient obtenu de très beaux résultats dans de nombreuses dermatoses chroniques et rebelles, surtout dans des cas d'eczéma et d'impétigo.

sait l'amena à l'étendre de moitié d'eau (irritation beaucoup moindre). — M Bogomolow l'a injectée à la dose de quatre gouttes comme antipyrétique et antiseptique dans la fièvre récurrente. — Bartholow préconise, sans paraître l'avoir employée, la *liqueur de Pearson* à dose de cinq à quinze gouttes tous les deux jours.

Arseniate de soude......... 0 gr., 05 à 10 centigr.
Eau dist .... 10 gr.

A injecter à doses progressives en débutant par un quart de seringue.[1]

Emploi thérapeutique. — Fièvre puerpérale (Lehmann, de Copenhague, — sans succès); chorée (Radcliffe, 1865, 2 cas avec succès; Perroud, Hammond Lewis Smith, etc); choléra (période algide, V. Grafe); différentes formes de tremblement (Eulenburg); paralysie agitante (Eulenburg, Bourneville); psoriasis (Lewin, Lipp, Tichomirow); lichen ruber (Köbner); eczéma chronique (Lipp); névralgie : épilepsie et diverses affections du système nerveux (Radcliffe); psychoses (Tebaldi).

Aspidospermine.

Peu soluble dans l'eau, insoluble dans la glycérine; soluble dans l'alcool et l'éther, dans les huiles grasses et fixes, l'écorce d'*aspidosperma Quebracho* (apocynées), arbre originaire de la République Argentine, considérée dans ce pays comme fébrifuge, fut, croyons-nous, employée d'abord en Europe par Penzold (d'Erlangen) qui lui reconnut une action particulière contre la dyspnée.

D'après M. Burgos, la poudre de Quebracho blanc

1. José Ramon de Torres et Martinez (*La crónica Medica*, nov. 1883) dans le psoriasis.

posséderait les propriétés physiques et organiques de la poudre de quinquina ; elle serait antiseptique. La décoction est employée comme tonique et fébrifuge. On observerait, à la suite de son administration, une diminution de la fréquence du pouls et de la respiration (Berthold, Picot, Berger, Laquer). Son usage continu déterminerait de la céphalalgie, des vertiges, une certaine hébétude des organes des sens, une salivation abondante (Laquer, Berger). Cette écorce contient du tannin en abondance et deux alcaloïdes : l'*aspidospermine* et la *quebrachine ;* ce dernier alcaloïde aurait une action analogue à celle du curare. Selon M. Closson (*Bulletin de l'Acad. des Sciences de Belgique*, n° 2, 1884), la paralysie des membres qui survient dans l'empoisonnement par l'aspidospermine serait dû à une action du poison sur les centres nerveux réflexes de la moelle épinière, dont l'excitabilité se trouve abolie avant que les nerfs périphériques, sensibles et moteurs, et les muscles n'aient subi l'atteinte du poison. » Mais avec des doses suffisantes d'aspidospermine, les nerfs périphériques se paralysent d'abord, puis les muscles perdent également leur excitabilité.

Les sulfate et chlorhydrate d'aspidospermine sont très solubles ; leurs solutions sont fort amères [1]. Le chlorhydrate a été employé par Penzoldt et Maragliano. Celui ci donnait le sulfate de québrachine ou d'aspidospermine contre l'asthme aux doses de 5 à 10 centigr. *(voies stomacale et hypodermique).*

Sulfate d'aspidospermine.....	0 gr. 05 centigr.
Eau distillée................	1 gr.

L'aspidospermine en injections sous-cutanées est indiquée par Eulenburg dans le *Medicinal Kalender*

1. Ce médicament est encore peu connu en France ; son étude physiologique laisse beaucoup à désirer.

und Recept Taschenbuch für die Aerzte des deutschen Reiches, 1883.

MM. Huchard et Eloy [1] ont fait un certain nombre d'expériences avec les alcaloïdes signalés par M. Hesse dans l'écorce du québracho (aspidospermine, aspidospermatine, aspidosarmine, québrachine, hypoquébrachine) à l'exception de la québrachamine dont l'existence est douteuse. Ces expériences ont surtout porté sur l'influence que ces alcaloïdes posséderaient sur la température ; leur pouvoir antithermique serait assez puissant, mais ne serait pas uniforme pour tous ; on peut sous ce rapport les classer de la façon suivante : Lactate d'aspidospermatine, chlorhydrate d'aspidospermine, sulfate d'hypoquébrachine, lactate de québrachine. De plus la plupart de ces alcaloïdes produiraient un arrêt des échanges de sang.

Ces auteurs ont employé les injections hypodermiques de chlorhydrate d'aspidospermine aux doses de 10 à 20 centigr. Dans la fièvre typhoïde, ils auraient obtenu un abaissement de température, alors que le sulfate de quinine était sans résultat. Dans la fièvre hectique du phtisiques, les résultats auraient été aussi infidèles qu'avec le sulfate de quinine.

Aspidospermine........	3 gr.
Eau distillée...........	50 gr.
Acide sulfurique.......	q. s.

A la dose d'un gramme, soit 2 centigr. du médicament, et au-dessus.

Emploi thérapeutique. — L'aspidospermine et ses sels semblent jusqu'ici surtout efficaces contre la dyspnée, (quelle qu'on soit la cause) (Penzoldt, Berthold, Picot, Skoda, Krauth, etc.).

1. Huchard et Eloy. — *De l'action antithermique des alcaloïdes du québracho (aspidospermine, québrachine, hypoquébrachine, aspidospermatine* (*Union Médicale*, 27 sept. 1884).

Atropine (Sulfate neutre et valérianate d'atropine) — Extrait de teinture de belladone.

Principaux effets physiologiques. — *A dose faible :* séchoresse de la bouche et de la gorge ; dilatation des pupilles ; — *à dose plus élevée :* difficulté de parler et d'avaler ; obtusion de la sensibilité de la face ; amaurose ; céphalalgie, vertige ; délire gai ou triste, hallucinations ; nausées ; ralentissement, puis accélération du pouls ; rougeur scarlatiniforme de la peau ; œdème ; etc. ; *à dose toxique,* on remarque, en outre, de l'aphonie, des spasmes musculaires, du collapsus, le refroidissement et enfin la mort (arrêt du cœur en diastole). Les phénomènes toxiques apparaissent au bout de peu de minutes (2-10). L'élimination par les reins est rapide surtout chez les herbivores.

Effets locaux. — On n'observe aucun accident à la suite des injections hypodermiques, à la condition que la solution employée soit absolument pure, ne contienne ni acide, ni alcool et soit récemment préparée.

Sulfate neutre d'atropine........	0 gr. 1 décigr.
Eau distillée...	100 grammes.

Vingt gouttes (soit *un gramme*) de cette solution contiennent *un milligramme* de sulfate d'atropine. On devra débuter par une dose faible, soit un demi-milligramme et rarement dépasser celle de deux milligrammes. Dans les formules suivantes la morphine, associée au sulfate d'atropine, permet d'observer les bons effets de ces deux médicaments surtout contre les symptômes *douleur* et *insomnie* et d'élever les doses avec sécurité. Voici la formule de M. Dujardin-Beaumetz :

Chlorhydrate de morphine...... 0 gr. 10 centigr.
Sulfate d'atropine .... 0 gr. 01 centigr.
Eau de laurier-cerise .... 20 grammes.

Un gramme de cette solution contient un demi-centigramme de morphine et un demi-milligramme d'atropine. M. N. Guéneau de Mussy se sert de la solution suivante :

Chlorhydrate de morphine. 0 gr. 50 centigr.
Sulfate neutre d'atropine. 0 gr. 01 centigr.
Eau distillée.................. 10 grammes.

Vingt gouttes (ou un gramme) contiennent un milligramme de sulfate d'atropine et *cinq centigrammes* de sel de morphine. Il sera prudent de commencer par quatre gouttes. L'association de la morphine à l'atropine a dès longtemps été préconisée par différents auteurs parmi lesquels nous citerons Brown-Séquard (1860), Gros, Harley, Lazzati, Frankel, Lubanski, Fourcault, Ollivier, Prévost, etc., etc.

L'atropine associée à la morphine a encore été préconisée et employée avec avantage par MM. Aubert, Gayet, L. Tripier avant l'anesthésie chirurgicale. Son emploi préalable remédierait au danger de la syncope et aux inconvénients secondaires (vomissements, etc.) La formule ressemble à celle de M. Dujardin-Beaumetz ; les doses d'atropine et de morphine sont *doublées*. On en injecte chez l'adulte un gramme à un gramme 1/2, 20 à 25 minutes avant les inhalations de chloroforme [1].

Quelques auteurs (Scholz, Sœmann, Timermans, etc.), se sont servis du *valérianate d'atropine*, hypodermiquement ; Tichborne (1879) a recommandé le *salicylate d'atropine*. L'extrait et la teinture de *bella-*

1. Voir Colombel, *Etude expérimentale et clinique sur un nouveau procédé d'anesthésie mixte (atropine, morphine et chloroforme)*, thèse de Lyon, 1884.

done ont aussi été administrés par voie sous-cutanée ; on a parfois noté des abcès.

Emploi thérapeutique. — Les sels d'atropine trouvent surtout leur indication dans les *névralgies*, l'*asthme*, l'*incontinence nocturne d'urine*, la *constipation*, la *chorée*, contre l'empoisonnement par les champignons, l'*occlusion intestinale*, le *vaginisme*, la *chorée*, le *tétanos*, l'*épilepsie*, les *sueurs des phtisiques*, les *vomissements* (hystériques, de la grossesse), etc., etc. ; mais on en retirera surtout des effets avantageux comme anti-sudorifiques et antisialagogues et contre le symptôme douleur. L'atropine a encore été employée comme hémostatique en injections hypodermiques : M. Tacke (*Berl. klin. Woch.*, 1881, n° 6) lui attribue même une action beaucoup plus sûre qu'à l'ergot de seigle.

Antagonisme. — Les expériences de M. J.-L. Prévost ont démontré l'antagonisme mutuel entre l'atropine et la muscarine ; M. Prévost n'admet l'antidotisme mutuel de ces deux substances que comme probabilité. L'antagonisme mutuel entre la fève de Calabar, la physostigmine (Bourneville, Fraser, etc.), la pilocarpine (Langley, Luchsinger, Straus, etc.), d'une part et l'atropine de l'autre est généralement admis. Quant à l'antagonisme entre la morphine et l'atropine, il n'est pas encore suffisamment prouvé.

B

Belladone (Voir ATROPINE).

Bichlorhydrate de quinine carbomidé (Voir QUININE).

Bichlorure de mercure (Voir MERCURE).

Brôme.

Soluble dans 40 parties d'eau, l'alcool, l'éther, le

sulfure de carbone, le chloroforme, la glycérine, le brome n'a guère été donné en injections hypodermiques que par Goldsmith (1863) dans la pourriture d'hôpital à la dose d'une goutte par injection dans les environs de la plaie. Après 48 heures, la plaie avait perdu son caractère spécifique [1].

Bromhydrate de caféine (Voir CAFÉINE).

Bromhydrate de conine, de conicine ou de cicutine (Voir CONINE).

Bromhydrate de quinine (Voir QUININE).

Bromure de camphre (Voir CAMPHRE MONOBROMÉ).

Bromure d'ésérine (Voir CALABAR).

Bromure de lithium (Voir LITHIUM).

Bromure de potassium (V. POTASSIUM).

C

Caféine et ses sels.

La caféine est soluble dans 80 parties d'eau et dans 50 parties d'alcool.

Les sels de caféine sont peu stables. La caféine associée aux sels de soude est très soluble. Ces sels doubles se dissolvent dans deux parties d'eau bouillante, et restent dissous après refroidissement.

Principaux effets physiologiques. — *A dose faible* (10 centigr.) : augmentation d'activité des fonctions de l'encéphale sans troubles d'aucune sorte ; accroissement de la circulation et de la tension vasculaire

1. Fronmüller a employé le tannin et l'iodure de potassium en injection hypodermique.

(Gubler). — *A la dose de 40 centig. à 1 gr. :* injection sous-cutanée chez l'homme sain : ralentissement modéré des contractions cardiaques, augmentation d'amplitude et de tension du pouls (Riegel, 1884). — *A doses élevées :* augmentation ou diminution de la fréquence du pouls, abaissement de la pression sanguine, élévation de la température (Binz), céphalalgie ; tremblement des mains ; nausées, vomissements, somnolence ; bourdonnements d'oreilles ; phosphènes ; priapisme ; envies fréquentes d'uriner, hallucinations, vertiges ; accélération, puis diminution de la respiration. Augmentation de l'excitabilité réflexe. — *A dose toxique* chez les animaux : paralysie générale, arrêt du cœur en diastole, mort. La disparition des phénomènes toxiques graves se fait toujours rapidement.

Élimination sans modification par l'urine, la bile (Strauch). — Les sulfate, chlorhydrate et bromhydrate se décomposent dans l'eau ; le citrate est un simple mélange de caféine et d'acide citrique (Jehl, 1870[1]).

Effets locaux. — La solution de Pletzer cause de vives douleurs. La plupart des solutions produisent une sensation de brûlure due à l'addition d'acide ou d'alcool.

Caféine	0 gr. 15 centigr.
Eau distillée	8 gr.
Alcool	VI gouttes.

Caféine	0 gr. 18 centigr.
Acide acétique concentré	VI gouttes.
Eau distillée	7 gr. 50.

PLETZER.

1. Lloyd (1881) aurait obtenu une combinaison définie de ces deux substances.

Caféine pure .... 1 gr.
Citrate ou bromhydrate de caféine.
Alcool .... 50 gr.
Ou eau distillée .... 100 gr.

Pour des solutions plus fortes, il est nécessaire d'ajouter q. s. d'acide sulfurique ou chlorhydrique ; un à 3 grammes de la solution aqueuse correspondent à un et 3 centigr. de caféine (Eulenburg [1]).

Caféine pure.......................... 1 gramme.
Eau distillée .... }
Alcool .... } āā 20 gr.

EULENBURG.

Citrate de caféine.................. 0 gr. 06 centigr.
Glycérine pure...................... 24 gouttes.

LORENT.

Citrate de caféine.................. 0 gr. 05.
Glycérine .... }
Eau distillée....................... } āā 24 gouttes.

ERLENMEYER.

Caféine.............. 4 gr.
Salicylate de soude. 3 gr.
Eau distillée ...... 6 gr. ou q. s. pour 10 cent. cub.

Faire la dissolution à chaud ; chaque c. c. contient 40 centigr. de caféine.

TANRET et DUJARDIN-BEAUMETZ.

Cette dernière formule, ainsi que la suivante ne donnerait lieu à aucun accident local et ne causerait aucune douleur. Elle a été utilisée avec avantage par MM. Huchard et Lormoyez dans le traitement du choléra à la dose de 20 à 30 centigr. de caféine toutes les 2 heures.

Benzoate de soude. 2 gr. 95
Caféine .... 2 gr. 50
Eau distillée...... 6 gr. ou q. s. pour 10 cent. cub.

TANRET.

1. D'après le *Medicinal-Kalender und Receptaschenbuch für die Aerzte des deutschen Reiches*, 1883.

Chaque centimètre cube contient 25 centigr. de caféine.

Cinnamate de soude ... 2 gr.
Caféine .... 2 gr. 50 centigr.
Eau distillée, q. s. pour 10 centimètres cubes.

Chaque centimètre cube contient 25 centigr. de caféine.

Garrison injecta une forte infusion de café dans un cas d'empoisonnement par la morphine. M. Pallen a injecté avec succès de l'extrait liquide de café dans deux cas de morphinisme aigu (Voir encore p. 15).

Emploi thérapeutique. — Névralgies (Eulenburg, Anstie, Pletzer) ; migraine (Lorent, Eulenburg) ; insomnie dans l'alcoolisme chronique sans delirium tremens (Anstie) ; mélancolie, hystérie ; choléra (Oser) ; hernie étranglée (Guzman) ; affections cardiaques (mêmes indications que pour la digitale (Riegel [1]).

La caféine et ses sels ont surtout été recommandés comme diurétiques ; des doses quotidiennes de 50 à 75 centigrammes de citrate et de bromhydrate de caféine [2] amenèrent une diurèse tellement abondante que des œdèmes, à peu près généralisés, disparurent en quelques jours (Gubler). Son action diffusée n'étant en rien nuisible permet d'en continuer l'usage pendant des mois entiers (Gubler). Selon Riegel dans 8 cas de pleurésie, et 4 de néphrite, etc., la caféine se serait montrée inférieure à l'action des autres diurétiques.

1. On doit commencer par des doses faibles et, s'il le faut, les élever rapidement. Son maximum d'effet se produirait par l'administration à petites doses souvent répétées. Elle agirait plus rapidement que la digitale sans produire d'effets d'accumulation (Riegel).

2. Toutes les formules précédentes présentent l'inconvénient de nécessiter des injections multiples pour atteindre ces doses.

Selon MM. Nothnagel et Rossbach, une dose de 30 centigr. de caféine ne produirait chez l'homme aucun phénomène bien appréciable. M. Zuelzer rejette l'emploi hypodermique de la caféine comme excitant à cause de l'insuffisance de petites doses et des irrégularités cardiaques produites par de fortes doses.

Calabar (Extrait de fève de), Calabarine, Physostigmine (Esérine).

La *physostigmine* est peu soluble dans l'eau acidulée, très soluble dans l'alcool, l'éther et le chloroforme. La plupart des sels d'ésérine sont solubles dans l'eau. — La solution de sulfate d'ésérine au contact de l'air et de la lumière prend une coloration rouge violet, plus ou moins intense (transformation en rubrésérine beaucoup moins active que l'ésérine). — Le salicylate de physostigmine est soluble dans 150 parties d'eau, 12 parties d'alcool; les solutions de ce sel sont jaunes, mais deviennent rouges sous l'influence de la lumière. — La *calabarine* (Harnack et Witkowski) est insoluble dans l'éther.

Comme pour la conine (voir ce mot), les travaux des auteurs présentent de nombreuses contradictions dues sans doute à une différence de composition dans les préparations employées et à ce que la fève de Calabar contient deux alcaloïdes. Toutefois les préparations de fève de Calabar agissent de la même manière sur l'œil, les glandes salivaires, l'intestin, le cœur, la respiration ; leur action sur la moelle épinière varie selon leur plus ou moins de richesse en physostigmine ou en calabarine.

Principaux effets physiologiques de la physostigmine. — Pâleur, puis rougeur de la peau ; douleurs abdominales, vomissements ; difficulté de la respiration ;

vertiges, sentiment de faiblesse extrême; myosis; salivation ; sueurs ; ralentissement du pouls (Fraser, phénomènes toxiques observés sur lui-même). Diarrhée aqueuse et muco-sanguinolente ; ralentissement, puis paralysie de la respiration. Paralysie complète, collapsus (Evans). Mort par asphyxie. Action paralysante sur le système nerveux central, action excitante, puis paralysante sur les nerfs périphériques [1]. Un demi à un milligr. suffisent pour déterminer chez l'homme des phénomènes toxiques (Harnack [2]). Chez un idiot épileptique, la physostigmine administrée à la dose de 0 gr. 0005 trois jours de suite détermina une augmentation énorme des accès. Elimination par la salive et la bile.

L'*antagonisme mutuel* de la physostigmine pour l'atropine est admis par la plupart des auteurs ; il est nié par MM. Frohlich et Rossbach. Plusieurs auteurs ont aussi admis un antagonisme réciproque entre la strychnine et la fève de Calabar.

La *calabarine* provoque sur la grenouille des phénomènes tétaniques (Harnack) ; elle a été employée en injections sous-cutanées par M. Bartholow.

Effets locaux. — Le sulfate d'ésérine produit une douleur assez vive qui persiste de une à six heures. (Suarez y Cruz.)

Extrait de fève de Calabar...	0 gr. 02 centigr.
Eau distillée........................ ..	0 gr. 75 centigr.

WATSON.

1. Selon Harnack elle n'agirait pas sur les nerfs périphériques, mais sur la substance même des muscles, soit lisses, soit striés

2. En médecine vétérinaire l'ésérine a été souvent employée (Peters, Cadiot, etc.), surtout pour combattre les coliques du cheval; selon M. Cadiot les doses de sulfate d'ésérine seraient chez le cheval de 8 à 20 centigr. — Cet auteur se sert d'une solution à 1/20 ; chez le chien les doses sont de 1/2 à 5 milligr.) — Dans la chorée canine l'ésérine paraît avoir été plutôt nuisible qu'utile.

Une injection toutes les 2 heures (on peut élever la dose jusqu'à 3 centigrammes.)

Extrait de Calabar..................	0 gr. 20 centigr.
Eau distillée..........	10 gr.

A 2 seringues, soit 2 à 4 centigr. d'extrait (*Formulaire agenda des cliniques de Vienne.*).

Extrait de fève de Calabar...	1 gr.
Glycérine..................	60 gr.

ROSENTHAL.

Cette solution a été employé par M. Silbermann (1880) dans deux cas de tétanos chez des jeunes enfants (1 cas de guérison).

Physostigmine.	1 gr.
Alcool...	q. s.
Eau distillée............	120 gr.

ERLENMEYER.

Esérine..................	0 gr. 10 à 0 gr. 50 centigr.
Eau distillée (acidulée ?)	10 g.

(*Form. agenda des clin. de Vienne.*

L'ésérine et son sulfate peuvent être injectés à la dose de 3 à 4 milligrammes[1] (Bouchut), dose qui peut être renouvelée 3 à 4 fois par jour, vu l'élimination rapide du médicament. — Anger, dans un cas de tétanos, injecta de 1 centigr. 1/2 à 2 centigr. 1/2 par jour; dans un autre (Delamarre, thèse, Paris, 1876) 2 centigr. par injection jusqu'à concurrence de 20 centigr. par jour.

Salicylate ou chlorhydrate de physostigmine...	1 gr.
Eau distillée...............	500 gr.

50 centigr. de cette solution c'est-à-dire la moitié

1. Ces doses, et à plus forte raison les suivantes, sont peut-être trop élevées; nous voyons en effet, dans le mémoire de M. Bouchut (*Rech. thér. sur l'action de l'ésérine dans la chorée*, 1875), des doses d'un millig. 1/4 d'ésérine et de trois milligr. de sulfate d'ésérine produire soit un peu de paralysie de diaphragme, soit un peu d'embarras du même muscle (pp. 10 et 11).

de la seringue de Pravaz contenant 1 gr. renferme 1 milligr. de sel de physostigmine. — (Eulenburg. — *Medicinal-Kalender*, etc., 1883, Lewin.) On peut encore se servir des disques gélatineux de Savory contenant un centigr. d'extrait de fève de Calabar.

Emploi thérapeutique. — Ptosis (Schelske); énurésis (Fronmüller); empoisonnement par la strychnine (Newman); tétanos (Watson, 1866, Monti, Rottrock, Franzolini, Duffy; Suarez y Cruz, Th. Anger, Reulos, etc.); chorée (Harley, Ogle, Bouchut, Cadet de Gassicourt et Suarez y Cruz); trismus des nouveau-nés (Eschenburg)[1].

En médecine vétérinaire, le sulfate de physostigmine a été employé chez le cheval dans les coliques par la surcharge et la dyspepsie chronique (Dieckerhoff) à la dose de 0 gr. 04 à 0 gr. 10 d'une solution de :

Sulfate de physostigmine........	1 gr.
Eau distillée........................	100 gr.

Lindqvist recommande le même sel à la dose de 2 centigr. sur le cheval ; à celle de 2 centigr. pour 4 kil. 500 gr. chez le chien (dose maximum) ; elle trouverait son emploi dans les coliques du cheval, dyspepsie, atonie de l'estomac du bœuf. — Möller en prescrit l'usage à la dose de 0 gr. 05 à 0 gramme 1 dans la constipation, la parésie des intestins des grands animaux domestiques.

Le *bromure d'ésérine*, soluble dans l'eau surtout à chaud, dans l'alcool, insoluble dans l'éther, le chloroforme, les huiles fixes volatiles, peu soluble dans la glycérine, possède les propriétés de l'ésérine et de ses sels ; il est parfaitement neutre et ne produit pas

1. De 1 à 5 gouttes d'une solution aqueuse (0 gr. 15/4) d'extrait de fève de calabar.

d'irritation locale ; sa solution se conserve plus facilement que celle des autres sels d'ésérine (Duquesnel). Nous ne savons s'il a été employé hypodermiquement.

Calomel (Protochlorure de Mercure).

Scarenzio (de Pavie) en 1864, puis Ambrosoli (de Milan) et Sigmund (de Vienne)[1] firent usage dans le traitement de diverses affections syphilitiques d'injections hypodermiques de calomel à la vapeur tenu en suspension dans l'eau ou dans la glycérine. Dose maximum : 0 gr. 05 centigr.

Calomel............	0 gr. 20 centigr.
Glycérine.....	1 gr. 50 centigr.

SCARENZIO.

Dose maximum : 0 gr. 05 centigr.

M. G. Smirnoff[2] aurait utilisé avantageusement les injections hypodermiques de calomel dans le traitement de la syphilis. Cet auteur emploie des solutions moitié moins fortes que celles de Scarenzio et autres (0,10, 1 gr. 50) dans le but d'éviter les abcès.

Calomel............	0 gr. 30 centigr.
Eau distillée......	āā 5 gr.
Glycérine	

Calomel...	10 à 15 centigr.
Poudre de gomme arabique.....	5 centigr.
Eau distillée...................	1 gr.

On injecte dix à vingt gouttes soit 15 centigr. à 3 centigr. de calomel. (*Form. agenda des cliniques de Vienne.* — Le résultat obtenu dans le traitement de

1. MM. Riccordi, Monte Forte, Casati (1867), Max van Mons, Sozesina (de Milan), Bertarelli (1870), Padova, Magni, Appiani, Ragazzoni, Fiorari, Profetà, Watraszewski (1884), ont encore employé le calomel en injections dans la syphilis.

2. *Behandling af Syfilis medelts subkutana Kalomel Injecktinoner.* Helsingfors, 1883.

la syphilis fut satisfaisant, mais souvent il se produisit de petits abcès au niveau de la piqûre. Un certain nombre de médecins italiens (Quaglino, Flarer, Magri, Gotti, Santini, etc.) usèrent des injections hypodermiques de calomel dans diverses affections oculaires d'origine syphilitique. MM. Arigo, Formonti, Rossetti, Malvisi, ont ensuite employé les injections de calomel dans la pneumonie. Selon M. Rossetti elles doivent être faites du septième au dixième jour (de 5 à 10 centigr. dans de l'eau gommeuse) (Voir MERCURE).

M. Boni aurait eu à se louer des injections de calomel dans le croup (5 centigr. au bras gauche d'un enfant). (*Gazzetta med. ital., provincie Venete*, 15 décemb. 1883, p. 408).

Camphre [1].

Soluble dans l'alcool, l'éther, les huiles grasses et éthérées, l'acide acétique ; faiblement antiseptique.

Principaux effets physiologiques. — Ralentissement et petitesse de pouls (Pirogoff) ; élévation de la pression sanguine chez les mammifères ; abaissement de la température, accélération, puis ralentissement de la respiration. — Céphalalgie, paroles incohérentes, hallucinations le plus souvent d'un caractère gai (Purkinje) ou, dès le début, lassitude, prostration intellectuelle, bâillements, insensibilité, perte de connaissance (Alexander, Malewski) ; convulsions, paralysie de la sensibilité, de la vessie, du rectum, coma et mort.

Si la *dose* a été *élevée* sans être mortelle (de 2 à 5 gr. par exemple), on n'observe que la période d'excitation.

1. Voir aussi ACIDE BENZOÏQUE et ETHER.

Effets locaux. — Douleur très vive sans accidents locaux consécutifs.

Camphre	0 gr. 50 centigr.
Éther sulfurique	āā 4 grammes.
Eau distillée.	
	EULENBURG.
Camphre.	0 gr. 50 centigr.
Huile d'amandes douces. . .	10 gr.

(DUPUY. — BINZ, ZUELZER, et *Form. Ag. Clin. de Vienne*).

Luton a fait usage de l'eau-de-vie camphrée du Codex. — Eulenburg préconise l'eau-de-vie camphrée à la dose de 1 à 2 gr. qui correspond à 10 et 20 centigr. de camphre, et Jürgensen l'huile camphrée (anémie aiguë).

Emploi thérapeutique. — Comme les sels ammoniacaux le camphre est surtout indiqué dans les affections adynamiques avec grande prostration des forces.

Camphre (Bromure de) ou Camphre monobromé.

Difficilement soluble dans l'eau, soluble dans l'alcool, l'éther, les huiles fixes et volatiles, le sulfure de carbone, la glycérine.

Principaux effets physiologiques[1]. — Diminution du nombre des pulsations cardiaques et des mouvements respiratoires ; abaissement de la température, somnolence[2]. Convulsions cloniques et tremblements des membres (Attribués par Lawson à l'abaissement de la température animale). L'usage

1. Les effets physiologiques du bromure de camphre ont été surtout étudiés par MM. Bourneville et Lawson.

2. MM. Linhart, Berger, etc., refusent, à tort croyons-nous, au bromure de camphre toute propriété hypnotique. M. Linhart le considère comme un excitant du système nerveux.

prolongé du bromure de camphre produirait de l'amaigrissement, l'abolition des réflexes pharyngiens (Petrovitz) ; il ne paraît pas y avoir accoutumance à ce médicament. Élimination par les reins (Pathault, Rabuteau).

Effets locaux. — Presque nuls.

Monobromure de camphre.	3 gr.
Alcool	15 gr.
Glycérine	24 gr. [1].

BOURNEVILLE.

Doses : 12-30 centigr. (Hammond), de 50 centigr. à 3 et 4 gr. et plus.

M. Valenti y Vivo s'est basé sur quelques expériences qu'il a faites sur les chiens pour soutenir l'antagonisme entre la strychnine et le bromure de camphre.

Les injections hypodermiques de bromure de camphre n'ont guère été employées que par l'un de nous, et exceptionnellement ; la nécessité de multiplier les piqûres pour atteindre une dose suffisante, l'insolubilité du bromure de camphre dans l'eau, la nature du véhicule de la solution seront toujours un obstacle à leur généralisation.

Cannelle (Eau distillée de, et teinture de).

L'eau distillée de cannelle a été proposée comme véhicule des solutions (Delioux de Savignac). La cannelle possède toutes les propriétés des aromates ; elle aurait la propriété de provoquer les contractions utérines. Elle est assez souvent ordonnée contre

1. La grande proportion d'alcool, la viscosité de cette solution l'ont fait rejeter par la plupart des auteurs ; en alliant le bromure de camphre à d'autres véhicules ou même en d'autres proportions, on obtiendrait peut-être une solution moins irréprochable.

les diarrhées chroniques. La teinture de cannelle a été employée par Luton comme stimulant local (cancer).

Cantharides (Teinture de) et cantharidine.

Peu soluble dans l'eau et dans l'alcool froid, facilement soluble dans l'alcool bouillant et dans l'éther, le chloroforme, les alcalis et les huiles grasses.

A dose peu élevée (0 gr. 06) : la poudre de cantharide donne lieu à un violent ténesme vésical, cause une sensation de chatouillement au gland, une douleur brûlante dans la région rénale et vésicale.

A dose plus élevée (1 gramme et plus) : besoins plus fréquents d'uriner, ischurie et anurie ; albuminurie ; érections douloureuses [1], gastro-entérite ; accélération considérable de la respiration et de la circulation ; fourmillements ; narcotisme ; dyspnée, paralysie du centre respiratoire ; convulsions générales. La cantharidine s'élimine par tous les liquides de l'économie, mais elle ne manifeste son activité que sur les surfaces à sécrétion acide. Elle circulerait dans le torrent circulatoire à l'état de cantharidate alcalin et perdrait sous cette forme son action irritante (Gentisson). La dose mortelle de poudre de cantharides serait de deux grammes (Orfila, Schroff) ; pour la cantharidine la dose mortelle est cent fois plus petite. — La *teinture de cantharides* a été employée par Ruppaner à la dose de 25 gouttes(!) dans un cas de sciatique ; l'injection fut faite aux environs du grand trochanter ; il s'ensuivit une violente douleur, et la sciatique fut améliorée, mais quatre jours après il se forma un abcès qui évo-

1. D'après Schroff l'action sur les organes sexuels serait due seulement à l'essence existant dans les cantharides.

lua normalement. Dans ce cas, la rémission fut plus longue que par l'emploi des opiacés et de l'atropine. Luton, à la suite d'une injection de 20 gouttes, n'aurait constaté que de la rougeur et une légère induration.

Cantharidine. . . 0 gr. 10 centigr.
Chloroforme . . . 10 gr.

Dose : 5 à 10 milligrammes (sans vésication locale). — Employée dans le traitement local de la douleur (Laboulbène) [1], et dans le traitement des néphrites chroniques (Laboulbène, Quinquaud).

Cayaponine.

Alcaloïde provenant du *cayapona globulosa* (cucurbitacées), purgatif drastique énergique très usité en médecine vétérinaire au Brésil. En solution au centième et par la voie stomacale, quelques gouttes suffisent pour produire en peu de temps des selles abondantes (sans coliques). Gubler en injecta sans effet purgatif 6 milligrammes (solution 1/100) chez un saturnin ; au moment de l'injection, on ne nota rien d'anormal, mais ensuite il se produisit une tumeur énorme très douloureuse, un empâtement œdémateux avec auréole ecchymotique très large, circonscrivant la piqûre ; la peau présentait une légère teinte rosée. Du centre de la tumeur qui persista 17 jours, partaient des espèces de nodosités ramifiées.

Cédrine.

Produit amorphe très soluble dans l'eau retiré par M. Tanret du *Simaba Cedron* [2] (Simaroubées), arbre

1. Il y avait à tenir compte, ici, de l'action du chloroforme.
2. Le cédron fut employé par Rayer à l'hôpital de la Charité en

originaire de la Colombie et de Costa-Rica. — Dans les pays d'origine, le *cédron* est vanté contre les fièvres intermittentes, la morsure des serpents, la rage. Il jouirait de propriétés toniques ; il a encore été employé dans les diarrhées chroniques, la septicémie, la goutte, les névralgies, les vers intestinaux, et aussi pour réveiller les contractions utérines. A la dose de 4 milligr. en injection hypodermique, elle produit des vertiges chez l'homme. Elle possède des propriétés fébrifuges incontestables (Restrepo). La cédrine a été injectée hypodermiquement par M. Restrepo (service de M. Dujardin-Beaumetz) avec un succès relatif dans les fièvres paludéennes.

Chanvre Indien (Teinture de). (Voir HASCHISCH).

Chloral (Hydrate de).

Effets physiologiques [1]. — Sentiment de lassitude, assoupissement irrésistible : sommeil parfois précédé d'excitation, surtout chez les alcooliques ; ralentissement de la respiration et de la circulation, rétrécissement pupillaire : conservation de la sensibilité et de l'excitabilité réflexe qui disparaissent à dose élevée ; abaissement de la température. Mort par arrêt de la respiration et parfois du cœur en diastole. La surface d'une plaie badigeonnée avec une solution à 15 0/0, se recouvre d'une escarre mince. — Dans le *chloralisme chronique*, éruptions cutanées, troubles intellectuels, marasme, etc.

1852 dans les fièvres intermittentes ; il lui reconnut une action fébrifuge. Restrepo. — *Etude du cédron, du valdivia et de leurs principes actifs, la cédrine et la valdivine.* Thèse, Paris, 1881.

1. L'action du chloral n'est pas due au dédoublement hypothétique dans l'économie en chloroforme et en formiate alcalin. Du reste l'action physiologique de l'hydrate de chloral et du chloroforme est différente.

Antagonisme : picrotoxine (Crichton-Brown) ; nitrite d'amyle (Trafford, Dabury, Bussat).

Effets locaux . — Porta, sur 69 injections de chloral, a observé 29 fois des accidents locaux (phlegmons, abcès, escarres, lymphadénites, lymphangites). L'un de nous a employé le chloral hypodermiquement sur un certain nombre de malades ; il a noté une douleur de courte durée et parfois de la rougeur et de l'empâtement ; de plus, il a eu l'occasion d'examiner la peau chez deux de ses malades ; chez l'un, il n'observa aucune lésion attribuable au chloral, chez l'autre, au niveau de quelques-unes des piqûres, il trouva une plaque ecchymotique de 8 à 12 millimètres de diamètre ; à ce niveau, le tissu cellulaire était plus adhérent. En d'autres points, il constata, outre les adhérences du tissu cellulaire, des indurations en forme de noyau avec épanchement sanguin (ecchymoses) Enfin, en trois ou quatre endroits, en plus des lésions précédentes, il y avait au centre des indurations de petits abcès lenticulaires. Dans ce cas, le tissu cellulaire était en partie infiltré; ne pourrait-on pas attribuer à cette cause la production des lésions trouvées à l'autopsie? D'autres piqûres n'avaient laissé aucune trace.

Chloral . . .	3 gr
Eau.	6 gr.
Chloral . . .	10 gr.
Glycérine. . .	50 gr.

DUJARDIN-BEAUMETZ.

Hugel a administré, comme hypnotique (1 gr. pour 25), le chloral hypodermiquement en solutions aqueuses (à parties égales) et à 1 gr. de chl. p. 2 d'eau ; aucun signe d'intoxication. Même douleur au siège de l'injection et dans la région voisine. 5 1/2 0/0 des injections donnèrent lieu à des ulcérations *loco operato*. Le chloral a encore été associé à la morphine (Vidal, Estachy). (Voir MORPHINE).

Emploi thérapeutique. Le chloral comme hypnotique agit d'une façon plus rapide et plus certaine que la morphine, sans en présenter les inconvénients. Il est donc indiqué principalement quand il s'agit de combattre l'insomnie. Choléra (Higgison et Hall); tétanos (Bourneville); éclampsie (Rückard); Froger, Purefroy, etc.; névralgies (Namias, solution 1/2)[1]; psychoses (Uriel, solution aqueuse, eau et chloral, parties égales); empoisonnement par la strychnine, (Crothers, Charteris, Faucon, en 1882, solution 1/3, donnée à doses progressives selon la quantité de strychnine absorbée).

Croton-chloral hydraté.

Peu soluble dans l'eau, plus soluble dans la glycérine, dans l'eau additionnée de glycérine ou dans l'alcool, peu propre à être administré par la méthode hypodermique, le croton-chloral est hypnotique comme le chloral, dont il diffère cependant physiologiquement et physiquement[2]. Il a été injecté par J. Worms, sous la peau de la fesse dans deux cas.

Croton-chloral . . .	0 gr. 30 centigr.
Glycérine	1 gr.

Douleur vive : pas d'hypnotisme. Dans un cas,

1. Beaucoup d'auteurs, entre autres M. Gontier (thèse de Paris, du reste fort peu intéressante), se sont élevés contre les injections sous-cutanées de chloral en raison de son action caustique, de la nécessité de multiplier les piqûres et enfin des accidents locaux qui ont été souvent observés. M. Vulpian a signalé la possibilité d'hématuries (injections intra-veineuses faites sur des chiens.) Le chloral présente surtout l'inconvénient, vu sa causticité, de nécessiter pour l'emploi hypodermique des solutions très diluées.

2. Weil. — *Croton-chloral hydraté, ses propriétés, son emploi.* Thèse, Paris, 1875.

tuméfaction notable, avec vive rougeur sur une étendue de 6 cent. Dans un autre, petite escarre de 2 cent. de diamètre.

Croton-chloral . . . 1 gr. 60 centigr.
Glycérine chaude. . 16 gr.
Eau de laurier-cerise. 16 gr.

Liost.

Chaque gramme de la solution représente 5 centigr. de croton-chloral. La plupart des auteurs ont renoncé aux injections hypodermiques de croton-chloral en raison de son action irritante.

Chloroforme.

Employé hypodermiquement une première fois, par Hunter qui y renonça à cause de la vive douleur et de la violente inflammation qu'il produisait. Il fut injecté de nouveau, principalement dans les névralgies du trijumeau, par MM. Bartholow, Weir Mitchell et Mattison. M. Bartholow en injecta de 10 à 12 gouttes (vive douleur); il obtint la disparition des accès ; il pratique les injections à la lèvre supérieure, comprime pendant quelques instants le lieu de la piqûre, compression qui ferait avorter l'inflammation locale et ses suites : il ne constate plus alors qu'un peu de gonflement le long du trajet de l'aiguille et une induration passagère des tissus. A la suite d'une injection de 15 gouttes sur lui-même, cet auteur nota une douleur légère et une anesthésie locale s'étendant de la région inguinale au pied ; cette anesthésie dura près de trois mois.

M. Mattison, à la suite d'une injection de 2 gr. de chloroforme, observa une vive douleur persistant quatre minutes, du gonflement autour de la piqûre, une narcose de deux heures : les accès névralgiques se reproduisirent. M. Collins injecta avec succès de

30 à 40 gouttes dans des sciatiques anciennes. — M. Cérenville (1876) constata chez un de ses malades, à la suite d'injections (non douloureuses) de chloroforme (50 gouttes à la partie postérieure du milieu de la cuisse), une anesthésie complète de la jambe ; chez un autre malade, il observa une induration douloureuse. Au début de ses recherches, M. Cérenville injectait une seringue pleine sans inconvénient. Ensuite, il recourut à de plus faibles doses avec la même efficacité. Dans d'anciennes sciatiques ayant résisté à tous les traitements, il en obtint de bons résultats, mais il dut faire un plus grand nombre d'injections que Collins.

M. Besnier (1878) a préconisé les injections de chloroforme très pur à la dose de 50 centigr. à 1 gr., contre les *douleurs locales* quelle qu'en soit la cause (névralgies, etc.) ; il n'aurait jamais observé de phénomènes généraux, et, localement, il n'aurait noté qu'une légère inflammation. D'après lui, la douleur locale serait nulle ou très tolérable ; il ne se produirait ni induration ni nodosité quand l'opération est convenablement exécutée.

Les injections de chloroforme ont encore été préconisées par MM. Dujardin-Beaumetz, C. Paul, Hamelin, Landouzy et Durau qui enregistrèrent des résultats à peu près analogues à ceux signalés par M. Besnier. M. Féréol a essayé sans résultat sur des malades atteints de *névralgies*, de cancer, de coliques hépatiques, de lumbago, etc., de substituer les injections de chloroforme aux injections de morphine ; l'injection n'était pas plus douloureuse que celle d'eau pure et n'a jamais produit aucun accident local (phlegmon, induration, sphacèle, etc.). M. Dujardin-Beaumetz a constaté que depuis qu'il emploie plus souvent les injections de chloroforme, les escarres dues à ces injections sont de plus en plus rares, et qu'elles ne se produisent que lorsque l'injection a été mal faite.

M. H. Fournier (service de M. Dujardin-Beaumetz) a essayé le chloroforme en injections sous-cutanées pour combattre l'*insomnie*. La dose de 4 gr. serait généralement suffisante, mais il n'y a pas de règles fixes, et il a dû une fois aller jusqu'à 12 gr. Le sommeil [1] ne s'accompagne pas d'anesthésie. Ces injections ne donnent pas lieu aux phénomènes d'excitation générale que produisent les injections d'éther et l[es] inhalations de chloroforme. Elles ne sont pas suiv[ies] d'accidents quand elles sont bien faites.

M. [D]oe (de Boston) a employé avec avantage les inje[cti]ons hypodermiques de chloroforme dans l'*he[rpè]s zoster*. M. G. Guillot après M. Dop (de Toulo[use]) a utilisé les injections de chloroforme contre [le]s *douleu[r]s dentaires*; les injections étaient faites dans la [gen]cive; elles n'auraient jamais produit d'accidents locaux [2]. M. Blocq a publié une observation où à la suite d'une injection sous-muqueuse de chloroforme dans la gencive il se serait produit des accidents assez graves; selon M. Guillot les accidents observés dans ce cas ne seraient peut-être dus qu'à l'impureté du médicament employé.

Chlorures de magnésium, de mercure, de sodium. (Voir Magnésium, Mercure, Sodium).

Chlorhydrates d'apocodéine, d'apomorphine, d'aponarcéine, de codéine, de conine (conicine, cicutine), d'Ésérine ou **physostigmine, de gelsémium, de morphine, de nar-**

1. Le sommeil par le chloroforme s'accompagne d'anémie [c]érébrale (Arloing).

2. Voir pour plus de détails la note publiée par notre ami Guillot. *Progrès médical*, no 12, 1883 : *Injections chloroformiques sous-muqueuses*.

céine, de quinine. (Voir APOCODÉINE, APOMORPHINE, APONARCÉINE, CALABAR, CODÉINE, CONINE, GELSÉMIUM, MORPHINE, NARCÉINE, QUININE).

Cicutine (Voir CONINE).

Cinchonine. — Cinchonidine (Voir QUININE).

Citrates d'ammoniaque, de caféine, de morphine (Voir PYROPHOSPHATE DE FER CITRO-AMMONIACAL, CAFÉINE, MORPHINE).

Cocaïne [1].

Retiré pour la première fois des feuilles de coca par Garneke (1855), par Percy (1857), puis par Niemann, en 1859, cet alcaloïde se présente sous forme d'aiguilles blanches, incolores, de saveur un peu amère; peu soluble.

Le chlorhydrate de cocaïne est d'un blanc sale; il cristallise en aiguilles rhomboédriques, et est très soluble dans l'eau. Anesthésique local

Principaux effets physiologiques. — Dilatation des pupilles, par paralysie des filets du grand sympathique (Berthold); élévation de la température à faible dose; abaissement à forte dose et à dose toxique (minimum ou maximum de température 1 1/2 après l'injection (Nègre); augmentation du pouls; augmentation des mouvements respiratoires et irrégularité consécutive; abaissement suivi bientôt d'une augmentation de la pression sanguine (Laborde). Vertiges (2 à 10 centigr.) (Von Anrep (1880); des expériences faites sur les animaux (voie sous-cutanée ou intra-veineuse) ont établi que la cocaïne produit à doses élevées de l'hyperexcitabilité, des convul-

1. Pour la cocaïne comme pour l'antipyrine et la kairine, il est impossible de citer dans un manuel le nombre considérable de travaux auxquels ont donné lieu ces différents produits.

sions épileptiformes (action sur le cerveau et la moelle) ; une analgésie générale et de la mydriase (Moreno y Maïz, Rondeau et Glay, Laborde, Vulpian, etc.). Selon M. Berthold, il y aurait analogie d'action entre le cocaïne et l'atropine : l'injection de 4 à 5 centigr. de chlorhydrate de cocaïne dans la veine jugulaire d'un animal produirait une diminution considérable de la pression sanguine, sans élévation préalable [1]. — Élimination par les reins.

Chlorhydrate de cocaïne. . . .	4 gr.
Eau distillée.	100 gr.

CHOSTON (1884).

Une injection de 4 gouttes à intervalles de 3 à 5 minutes autour d'une tumeur de la face. La première injection aurait été seule douloureuse. L'opération de la tumeur a été commencée après la troisième injection et a été terminée environ en 10 minutes.

Depuis, plusieurs médecins ont employé hypodermiquement les solutions de cocaïne dans les mêmes cas, entre autres MM. Hall, Halsted, Ceci (sol. 5 0/0) (1885), etc.

On aurait observé, selon M. Dujardin-Beaumetz, à la suite des injections hypodermiques de cocaïne pratiquées sur des personnes dans la position verticale, des accidents vertigineux, des syncopes et des illusions sensorielles avec excitation cérébrale.

MM. Morselli et Buccola (*Bulletin général de thérapeutique*, 30 avril 1885) auraient, à la Clinique de psychiatrie de Turin soumis (un à deux mois), à un traitement systématique, des malades atteints de mélancolie. Les doses injectées étaient de 2 1/2 à 10 milligr. de cocaïne (dilatation pupillaire [2], éléva-

1. Comme pour beaucoup d'autres corps les effets physiologiques de la cocaïne sont encore sujets à des assertions contradictoires sur lesquels nous n'avons pas à nous arrêter.

2. Selon M. Livierato (de Gênes), les injections hypodermiques ne produiraient pas de mydriase.

tion de la température, parfois de 1°, 2, accélération de la respiration et du pouls). Ils auraient constaté, à la suite de ce traitement, une amélioration très notable.

Chlorhydrate de cocaïne.................. 1 gr.
Eau distillée............................ 100 gr.

NÈGRE.

La piqûre et l'injection ont été absolument indolores. Après 2 à 3 heures, on noterait de la douleur et de la rougeur coïncidant avec un léger empâtement (Nègro), jamais d'abcès, ni de véritable inflammation.

En 1884, MM. Baratom et Burchard avaient utilisé l'action locale de la cocaïne pour l'ouverture des abcès (solution 1 pour 50 ou 25) et des panaris ; M. Wilson enlevait un lipome sous l'action anesthésique de la cocaïne.

Il résulterait des expériences de M. Nègro qu'à la suite des injections hypodermiques chez l'homme (faites à la face dorsale de l'avant-bras), que l'anesthésie est constante au niveau de l'injection et s'étend dans la plupart des cas sur un espace elliptique dont le point piqué est le foyer supérieur. L'anesthésie durerait environ 10 minutes ; elle diminue progressivement en haut et en bas, mais surtout en bas[1].

M. Da Costa (*Medical News*, 13 décembre 1884), avait déjà noté, après l'injection hypodermique de quelques centigr. et même de quelques milligr. de cocaïne la diminution de la sensibilité au niveau et autour du lieu de l'injection ; il avait remarqué que cette diminution était de peu d'importance. Il n'aurait retiré aucun bénéfice des injections sous-cutanées dans le traitement des névralgies.

M. Frignani (*Revista clinica di Bologna*, févr. 1885)

1. Nègre. — *Étude sur le chlorhydrate de cocaïne*, thèse de Montpellier, 1885.

a utilisé avec avantage contre la dysphagie des phtisiques les injections hypodermiques de cocaïne (solut. 9 0/0; 4 injections par jour).

MM. Hall, Nash, Cortwright (sol. 20 à 30 0/0) (*Lancet*, 20 décembre 1884) ont employé le chlorhydrate de cocaïne en injections hypodermiques sous-muqueuses pour l'extraction des dents. Selon M. Brasseur, le chlorhydrate de cocaïne en injections sous-muqueuses, n'aurait encore donné que des résultats douteux en odontologie.

Le Dr Franchotte aurait fait, sur lui-même et sur une autre personne, usage d'injections hypodermiques de cocaïne (sol. 2 0/0) pour combattre la migraine ; il aurait éprouvé, cinq minutes après l'injection (2 centigr.), une sensation de bien-être et obtenu la suppression de la douleur hémicranienne, mais la migraine reparut ensuite, toutefois très atténuée (*Annales de la Société de médecine d'Anvers*, mars 1885).

Le chlorhydrate de cocaïne a encore été associé à la *morphine* (Rusconi) et au *sublimé* (Plevani) (voir ces mots).

Codéine.

Soluble dans 80 parties d'eau, dans l'alcool et dans l'éther [1]. Le *chlorhydrate* et le *phosphate* de codéine ont seuls été employés [2].

Chlorhydrate de codéine. . .	1 gr.
Eau distillée.	120 gr.

ERLENMEYER.

1. Voir pour les effets physiologiques l'article MORPHINE ; consulter aussi Claude Bernard : *Leçons sur les anesthésiques*, 1875, p. 184.

2. Fronmüller. — *Zur Wirkung des Phosphorsäure Codeins.* (*Med. chirurg. Rundschau* 1883, n° 10).

Erlenmeyer s'en est servi dans les névralgies sans succès apparent ; Reissner dans les maladies mentales (de 6 à 12 centigr.), Piedvache a fait usage avec succès d'une solution au 20e (25-30 divisions) dans deux cas de névralgies.

Le *phosphate de codéine* se dissout dans quatre parties d'eau et contient 70 0/0 de codéine. Ce sel doit être administré à doses doubles de celles de la morphine. — Rarement l'on constaterait des symptômes inflammatoires au lieu de l'injection.

Selon M. Yvon, ce sel, administré à la dose de 10 centigr. par la voie hypodermique, n'aurait donné aucun résultat thérapeutique.

Colchicine.

Administrée d'abord par Lorent dans la goutte, à la dose de deux milligrammes, elle produisit un effet douloureux et inflammatoire tel qu'il dut y renoncer. Il ne remarqua aucun effet sur la respiration et sur le pouls. M Heyfelder y a recouru avec succès dans le rhumatisme articulaire et diverses névralgies, entre autres la sciatique.

Colchicine	0 gr. 002 milligr.
Eau distillée . . .	1 gr.

Pour une dose. — L'injection détermine une douleur vive, brûlante. Dans un tiers des cas, il y eut des phénomènes d'inflammation locale.

La colchicine a encore été employée dans le rhumatisme chronique, etc., à la dose de deux milligr., par M. Badia (de Barcelone) et dans le rhumatisme articulaire aigu par M. Hirsch (5 gouttes d'une solution 1/10, de 1 à 3 injections par jour). Phénomènes locaux insignifiants.

Selon M. Laborde la colchicine cristallisée rentrerait « dans la catégorie des principes immédiats qui demandent à être dosés par centigrammes et non par milligr. (*Soc. de biologie*, 5 avril 1884) ; à la dose d'un centigr., elle déterminerait chez l'homme des nausées et des vomissements.

Condurango (Décoction de).

L'injection de décoction de condurango[1] aurait donné des résultats assez satisfaisants dans quatre cas de carcinome stomacal ou œsophagien ; elle agirait surtout sur le catarrhe chronique de l'estomac.

Conine (conicine, cicutine), bromhydrate de conine.

La conine est insoluble dans l'eau, soluble dans l'alcool et l'éther.

Principaux effets physiologiques. — La conine donne lieu à des effets physiologiques très variables : abattement, tristesse, frémissements généraux ; dyspnée ; accélération du pouls ; augmentation, puis diminution et abolition de l'excitabilité réflexe ; ralentissement du pouls et de la respiration ; analgésie ; action paralysante[2] sur les nerfs moteurs qui perdent leur *excitabilité* ; le nerf vague d'abord atteint reprend ses fonctions le premier.

La conine purifiée n'a aucune action physiologique sur les nerfs moteurs et sensitifs ; elle n'atteint la

1. Voir, pour l'historique et la bibliographie, un des derniers travaux parus, entre autres la thèse de M. Hoffmann, *Klinische Beobachtungen über die Wirkung der Condurango-rinde bei Carcinom*, Basel, 1881.
2. Contrairement à l'opinion de M. Tyriakan qui attribue cette action à une sorte d'huile essentielle, empyreumatique, encore mal déterminée, extraite par M. Mourrut de la conine d'Allemagne.

sensibilité et la motilité que par son action sur les centres nerveux (Tuloup). La respiration est le plus promptement influencée ; le cœur meurt le dernier ; les organes des sens, les fonctions digestives et la calorification seraient peu modifiées (Tuloup) : troubles visuels, collapsus, mort par asphyxie. Le *chlorhydrate* et le *bromhydrate* de conine seraient des sels stables. Leur action serait la même que celle de la conine, mais plus énergique. En résumé, il est fort difficile d'apprécier l'action de la conine [1] et de la plupart de ses sels, étant donnée leur instabilité et leur irrégularité d'action.

La *dose toxique de conine* varierait de 5 à 50 centigr. suivant les préparations (Van Hasselt-Heukel) ; selon MM. Tuloup, Bochefontaine et Tyriakan, on peut donner à des chiens de 48 à 50 centigr. de conine (en solution alcoolique) sans amener la mort.

Le *bromhydrate de conine* peut être prescrit à la dose minime, selon M. Tyriakan, de 10 centigr. susceptible d'être répétée plusieurs fois par jour jusqu'à 1 gramme et peut-être plus. D'après M. Tuloup, il est possible de débuter chez l'adulte par 10 centigr. de bromhydrate de conine à prendre en deux fois dans les 24 heures ; on ne devrait pas dépasser 25 à 30 centigr. De tous jeunes enfants auraient supporté des doses de 1 à 2 centigr. (ni convulsions, ni diarrhée, seulement apathie et faiblesse des membres).

Élimination rapide par la peau et les poumons. *Antagonisme physiologique* possible, mais non démontré avec la strychnine.

1. Suivant M. Bochefontaine, le *conium maculatum* contiendrait deux principes actifs : la conine (conicine, cicutine) paralysant le système nerveux central, et un autre alcaloïde semblable au curare. Il y aurait à distinguer deux bromhydrates, un de couleur ambrée se comportant comme la conine ; l'autre de couleur nacrée agissant comme le curare ; c'est ce dernier qu'aurait employé M. Prévost.

Effets locaux. — Dans aucun cas, on n'a remarqué qu'elle produisît de la douleur ou de l'inflammation du tissu sous-cutané (Jousset); cependant, pour MM. Tyriakan et Tuloup, elle posséderait une action locale irritante et cautérisante. Le bromhydrate de conine n'aurait pas d'action irritante (Tyriakan).

Conine.	0 gr. 025 centigr.
Alcool rectifié. . .	2 gr
Eau distillée . . .	15 gr.

Conine.	0 gr. 01 centigr.
Alcool dilué . . .	āā 5 gr.
Eau distillée. . .	

De 5 à 20 gouttes soit 1 à 3 milligrammes de conine. *F. A. Clin. de Vienne.*

Bromhydrate de cicutine.	0 gr. 50 centigr.
Alcool	1 gr. 50 centigr.
Eau de laurier-cerise.	23 gr.

Un gramme de la solution, soit 20 gouttes, contient 2 centigrammes de sel. (Dujardin-Beaumetz).

Emploi thérapeutique. — Asthme (Pletzer, d'Heilly, etc.) ; emphysème pulmonaire et angine de poitrine (Erlenmeyer, Lorent) ; pneumonie et pleurésie (Lorent) ; tétanos (Stewart, etc.); fièvre (Wertheim); blépharospasme (Eulenburg) ; coqueluche (Voir *Annuaire Bouchardat*, 1877, p. 33) ; bronchite et laryngite spasmodiques (Méga) ; tic douloureux (Chaussier, Duméril) ; chorée (Welch, Harlay, etc.).

La conine et ses sels ont encore été employés par Busch comme narcotiques (0 gr. 0017 d'une solution aqueuse 1/480), et préconisés par MM. Tuloup, Tyriakan et Dujardin-Beaumetz contre la toux convulsive, la dyspnée, la laryngite striduleuse, les spasmes divers, le tétanos, l'éclampsie, l'épilepsie, l'hystérie, els névralgies, etc.

Convallaria maialis.

La *convallaria maialis*, préconisée par plusieurs auteurs (Botkin, G. Sée, etc.) comme médicament cardiaque, aurait été employée hypodermiquement dans quelques cas par le docteur Smith Andrew (*Cases illustrating the action of convallaria on the heart* (*Archiv. of med.*, VIII, déc., p. 293).

Cotoïne.

La *cotoïne* a été isolée par J. Jabst (de Stuttgard) en 1875. La cotoïne est la substance active du *coto* (écorce d'une famille encore indéterminée (laurinées ou térébenthacées) ; elle cristallise en aiguilles quadratiques jaunâtres, fusible à 130 (Würtz) ; soluble dans l'eau bouillante, l'alcool, l'éther, le chloroforme ; peu soluble dans l'eau froide, dans la benzine et le pétrole léger, sa saveur est amère [1].

Antiputride et antizymotique (Pribram), elle ne ferait que retarder les fermentations (Albertoni).

Propriétés physiologiques. — A la dose d'un gramme, sur les lapins, on n'observe aucune action toxique (Burkart) ; à celle de 10 à 20 centigr. chez l'homme sain (dose répétée plusieurs fois par jour), elle augmente l'appétit sans produire aucun désordre, ni constipation ; insoluble dans le suc gastrique, elle est soluble dans les liquides intestinaux ; elle dilaterait les vaisseaux abdominaux (Albertoni) ; produirait une modification et une régénération des fonctions physiologiques de l'épithélium de l'intestin (Albertoni), un abaissement de la température (Burkart) ; elle serait sans action sur les mouvements

1. Les propriétés chimiques de la cotoïne varient selon les auteurs ; nous avons cru devoir nous guider provisoirement sur les renseignements donnés par Würtz.

péristaltiques de l'intestin, mais jouirait de propriétés antisudoriques (Fronmüller) et antisialorrhéiques (Albertoni). L'élimination s'opère par les urines; il y a une diminution de l'indican (Burkart, Pribram).

Emploi thérapeutique. — La cotoïne trouve surtout son emploi comme antidiarrhéique, sauf dans les cas d'ulcération intestinale, et chez les alcooliques et les cirrhotiques (Burkart, Albertoni[1], Gielt, Pribram, Petrone, etc.). On l'a encore recommandée dans le choléra, les sueurs nocturnes des phtisiques (Fronmüller), la sialorrhée (Albertoni), etc. Un certain nombre d'autres auteurs paraissent n'avoir obtenu aucun résultat à la suite de l'administration de la cotoïne (Patella, Cattani, Bergesio, etc.)[2].

Cotoïne pure. . . . . 1 gr.
Éther acétique. . . . . 4 gr.

Injecter une seringue de Pravaz toutes les 15 ou 20 minutes ou toutes les heures ; l'injection doit être poussée profondément.

MM. Burkart, Jobst qui, après Baltz (de Yeddo) (1878), préconisaient cette solution contre le choléra, recommandent d'y ajouter de 2 à 4 gr. de chloral pour atténuer la douleur. Ils ajoutent que, selon la gravité de la maladie, les doses peuvent être augmentées, les préparations de coto n'ayant aucune action narcotique et ne produisant aucun trouble.

1. *Communicazione interno all' uso della cotoïna contro il cholera asiatico*, in *Revista de clinica medica e farmaceutica, tossicologia e farmacologia*, vol. 1, fasc. VIII, août 1883. MM. Albertoni et Gasparini ont employé avec succès la cotoïne (10 centigr). associée au bismuth (15 gr), dans une potion gommeuse (200 gr.), le dernier dans un cas de diarrhée persistante chez une phtisique.

Voir, pour plus de détails, Bricon. — *Du coto, de la cotoïne et de la paracotoïne.* (*Progrès médical*, 22 déc. 1883).

2. *Cotorinde und Cotoïn* (*Wurtemberger med. Correspondenzbl.* n° 20, 1870.

Créosote.

La créosote fut employée en 1884 par Rynd comme véhicule de la morphine.

Morphine. . . 10 grains (64 centigr.).
Créosote. 1 drachme (3 gr. 60 centigr.).

Six gouttes en une seule fois dans la sciatique : Rynd en aurait obtenu de bons résultats. Eulenburg, dans un cas de névralgie faciale, injecta trois gouttes de solution. L'injection fut très douloureuse, produisit un soulèvement de la peau, une pustule jaunâtre qui tomba le deuxième jour et fut remplacée par une escarre, de la rougeur, de l'infiltration et de l'empâtement.

La créosote a de nouveau été injectée hypodermiquement dans le traitement de la phtisie par MM. du Castel, Maigret (1882 et 1884).

Peptone sèche . . .	10 gr.
Créosote de hêtre.	3 gr.
Glycérine neutre. .	70 gr.
Alcool.	10 gr.
Eau	20 gr.

On évite la cuisson produite par l'injection en ajoutant à la formule 15 à 20 centigr. de chlorhydrate de morphine. Chaque gramme de la solution contient 3 centigr. de créosote (5 à 6 injections par jour faites profondément et au besoin dans les masses musculaires).

Croton (Huile de).

Béhier injecta à la cuisse, dans le but d'obtenir un effet purgatif, une goutte d'huile de croton [1].

1. Nous rappelons que Langenbeck avait inoculé sous la peau de l'huile de croton sans obtenir de diarrhée, et que l'huile de croton a été utilisée hypodermiquement contre les tumeurs érectiles.

L'effet purgatif ne se produisit pas et il y eut une gangrène locale.

Cuivre (Sulfate de).

Le *sulfate de cuivre*, comme *émétique*, a été employé par Lissauer sans résultats. Il observa, à la suite de l'injection, une violente inflammation locale et des abcès. M. Luton s'en est servi pour provoquer la formation d'un abcès dérivatif ; il l'a trouvé bien inférieur à l'action du nitrate d'argent.

Curare. — Curarine.

Le *curare* est soluble dans l'eau, l'alcool surtout additionné d'eau, insoluble dans l'éther. — La *curarine* est déliquescente, facilement soluble dans l'eau et dans l'alcool.

Principaux effets physiologiques. — D'un à cinq centig. : congestion cérébrale ; céphalalgie violente mais passagère ; sentiment de fatigue ; apathie ; augmentation des sécrétions salivaire, lacrymale, sudorale, urinaire ; sucre dans les urines ; pouls plus fort et plus rapide, respiration plus fréquente ; élévation de la température.

A 10 centigr. : frisson, contractions cardiaques accélérées et plus faibles, élévation de la température, augmentation des sécrétions ; angoisse et troubles visuels ; paralysie des membres inférieurs ; céphalalgie intense ; conservation de la connaissance et de la sensibilité, diminution des combustions organiques.

L'action paralytique du curare ne porte d'abord que sur les terminaisons nerveuses motrices ; à doses très élevées, cette action s'étend aux terminaisons intra-vasculaires des nerfs vaso-moteurs. Mort par paralysie de la respiration. Elimination rapide par les reins. — Les effets physiologiques de la curarine sont identiques à ceux du curare ; elle est beaucoup plus active.

Contre-poisons : ligature au-dessus de la plaie par où a été introduit le curare. Respiration artificielle (pendant deux à trois heures).

Doses. — D'après MM. A. Voisin et H. Liouville, on débute hypodermiquement par des doses de 0 gr. 03 à 0 gr. 05. — La *curarine* pourrait, chez l'homme, être injectée d'emblée à la dose d'un centigr.

Les *doses toxiques* manifestent leur action après trois ou quatre minutes ; passé trente minutes, le curare injecté ne produit aucun résultat.

Le diaphragme étant le dernier muscle dont les extrémités nerveuses soient atteintes par le curare, on comprend qu'en procédant graduellement, il soit possible, tous les autres muscles étant dans le relâchement, qu'il puisse à lui seul entretenir la respiration et par conséquent la vie ; on nomme *dose limite*, la dose qui, produisant la paralysie des extrémités nerveuses des autres muscles, permet encore au diaphragme de fonctionner.

La plus grande incertitude régnant sur la nature et la provenance du curare, il est de toute nécessité d'essayer celui que l'on se propose d'administrer. Il y a donc à rechercher : 1° Si la substance est réellement du curare ; 2° Quelle est l'activité du curare [1]. Les échantillons de curare ne sont jamais parfaitement semblables ; les *plus actifs* ne donnent la mort à un lapin ordinaire (de 4 à 5 livres) qu'à la dose de quatre milligrammes ; chez quelques-uns il faudrait donner 2, 3 et même 5 centigrammes pour

1. Voir à ce sujet l'excellente thèse de M. Jousset (de Bellesme) : *De la méthode hypodermique et de la pratique des injections sous-cutanées.* Paris, 1865.

arriver au même résultat. 5 milligrammes d'un curare donné étant la dose limite pour un lapin de 2 kilogr. 500, un individu de 50 livres aurait pour dose limite environ 5 centigr., un de 50 kilogr. le double et de 75 kilogr., 15 centigrammes [1]. — On obtient expérimentalement la dose limite en injectant sur un lapin des doses progressives de curare, jusqu'à ce qu'il meure ; l'avant-dernière dose injectée sera la dose limite.

Effets locaux. — Tuméfaction, douleur, élévation de chaleur locale et générale, rougeur considérable, empâtement sous-cutané, élévation blanc rosée d'apparence ortiée [2] (Voisin et Liouville [3], Du Cazal) ; Nodosités douloureuses suivies d'abcès et persistant plusieurs mois (Du Cazal), solutions non filtrées.

Quant au *lieu de l'injection*, il est préférable de faire choix d'une des extrémités pour ne pas se priver de la ressource de la ligature en cas d'accidents graves.

Curare . . . . 1 gr.
Eau distillée. . . . } ãã 50 gr.
Glycérine . . . . . }

EULENBURG. — *Medic. Kalender*, etc., 1883.

Curare. . . . . 1 gramme.
Eau distillée. 100 gr. ou 50 gr.

Curare. . . . . . . 1 gr.
Glycérine . . . . 60 gr.

ROSENTHAL.

Curare. . . . . 0 gr. 10 centigr
Eau distillée. . . . . 5 gr.
Acide chlorhydrique . . . . . 1 gr.

F. A. clin. de Vienne.

Curare . . . . . 0 gr. 50 centigr.
Eau distillée . . 2 gr.

JOUSSET.

1. Jousset de Bellesme, *loc. cit.*, p. 72.
2. Rappelons, à ce sujet, que les injections dans le derme présentent souvent cette apparence.
3. Solutions filtrées récemment.

Curare. . . . . 0 gr. 50 centigr.
Eau distillée . . . 5 gr.
Acide chlorhydrique . . . . 1 gr.

Tous les cinq jours le tiers ou les deux cinquièmes d'une seringue de Pravaz (Kunze, Edlefrei). — Du Cazal employa une solution aqueuse préparée par M. Hepp, additionnée de quelques gouttes d'alcool; « c'était plutôt une suspension qu'une solution. »

Preyer recommande les sels de *curarine*, principalement le sulfate (de 1 à 5 milligr.).

Curarine . . . . 1 gr.
Eau distillée . . . . 50 gr.

C'est de cette solution dont aurait fait usage M. Beigel, mais selon M. Sachs (*Berl. klin. Woch.* 25 août 1879), la curarine de Preyer ne contiendrait aucun principe actif; elle se composerait surtout de phosphate de chaux.

Tout récemment M. G. Lehmann [1] (de Munich) s'est servi de la solution suivante :

Sulfate de curarine . . . . 0 gr. 10 centigr.
Eau distillée de laurier-cerise . 1 gr.
Eau distillée. . . . . 8 gr.

Les effets observés sur les *animaux, à la dose* de 3 milligr., sont : Paralysies plus ou moins prononcées, mouvements convulsifs des extrémités, élévation de l'excitabilité réflexe musculaire et cutanée, respiration superficielle ; — *à dose toxique* : Expiration forcée, affaiblissement progressif des mouvements du cœur, urination spontanée, salivation et larmoiement. Sur *l'homme* sain, à la dose de 1 centigr., le pouls monte de 74 à 90 pulsations dans la pre-

1 G. Lehman. — *Zur therapeutischen Wirkung des Curarinum sulfuricum* (*Allg. Zeitschrift f. Psych.*, Bd. 41, 43, 1884 ; — An. in *Central. bl. f. Nervenheilkunde, Psychiatrie*, etc., 1er avril 1883).

mière minute, puis revient de suite à la normale. Après 5 minutes, la vue est quelquefois troublée, propension au vertige, sensation de pression sur les bulbes et abattement général. Pupilles normales; disparition des phénomènes en 2 heures; réflexes normaux, pesanteur et lourdeur de tête. Les mêmes phénomènes sont observés aux doses de 5 milligr. à 2 centigr. Le *sulfate de curarine*, donné à l'intérieur aux doses de 2 à 5 centigr., produit les mêmes effets de 20 à 30 minutes après son administration. M. Lehmann, qui s'est servi du *sulfate de curarine* dans le traitement de l'excitation maniaque, n'en a retiré aucun avantage.

Emploi thérapeutique. — Tétanos (Vulpian et Mance, Follin, Gintrac, Richard, Cornaz, Gherini, Lochner, Demme, Neudorfer, etc.); épilepsie (Mandl, Benedikt, Voisin et Liouville, Du Cazal, Kunze, Edlefrei, Bourneville et P. Bricon [1], etc.); hydrophobie (Fauvel (1864), Vulpian, Offenberg, etc.); chorée, empoisonnement par la strychnine (Richter, Burow, Corona); tic convulsif (Gualla); méningite (Landerberger), etc. La curarine n'a été employée qu'exceptionnellement entre autres par Busch et Beigel; ce dernier l'aurait injectée sans effet dans l'épilepsie jusqu'à la dose de 13 milligr.

Cyanure de mercure, de potassium (Voir Mercure, Acide cyanhydrique).

1. Nous avons employé pendant six mois, à Bicêtre, les injections hypodermiques de curare (solution aqueuse 2/100), dans le traitement de l'épilepsie; nous avons pratiqué plus de 3 mille injections et nous n'avons observé que quelques rares et légers accidents locaux, ecchymoses, indurations, et celles-ci toujours transitoires. (*De l'emploi du curare dans le traitement de l'épilepsie*, (*Arch. de neurologie*, t. IX, p. 43, 201 et 310, 1885).

D

Daturine. — Extrait de stramoine.

Alcaloïde retiré des *feuilles* et *semences* du *datura stramonium* (solanées), chimiquement identique avec l'atropine (Planta) [1] ; peu soluble dans l'eau (1/288), très soluble dans l'alcool, moins soluble dans l'éther.

Principaux effets physiologiques [2]. *A dose faible* (de un à trois milligr.); dilatation des pupilles; sécheresse de la gorge et des gencives ; dysphagie ; soif vive ; légère accélération du pouls et de la respiration ; augmentation de la tension artérielle, des contractions intestinales ; élévation inconstante de la température ; lourdeur de tête ; légère excitation avec tendance au mouvement (les jambes vacillent et fléchissent); lassitude, parfois délire ; sommeil profond. Phénomènes inconstants : troubles de la vision (diplopie, etc.); rêves érotiques, pollutions (Oulmont et Laurent). — Fourmillements, tremblements (Schroff).

Une dose plus élevée produit un état tout à fait comparable à l'ivresse : les troubles de la vision sont plus accentués, l'iris complètement effacé (jamais d'amblyopie).

A doses élevées: dysphagie ; sécheresse de la gorge avec sensation de brûlure ; raucité de la voix, parfois aphasie complète ; accélération de la respiration qui devient saccadée, suspirieuse ; battements du cœur rapides ; diminution de la température, de la tension artérielle ; paralysie de l'intestin ; face pâle ; refroidissement avec sueur visqueuse des extrémités.

1. Nous nous sommes guidés, pour la partie physiologique, sur l'excellent travail de MM. Oulmont et Laurent : *De l'Hyoscyamine et de la daturine.* (*Archives de physiologie*, t. III, 1870-1871, p. 215.)

2. Poehl (1870) conclut à la non-identité de la daturine et de l'atropine.

Quelquefois, dès le début, hallucinations ; convulsions générales ; fréquentes envies d'uriner avec ou sans priapisme ; coma, soif vive et céphalalgie au réveil. MM. Oulmont et Laurent n'ont jamais observé d'érythème.

A fortes doses : phénomènes analogues avec intermittences [1], suspension des battements du cœur ; la sensibilité périphérique n'est émoussée qu'à dose toxique. La daturine exerce spécialement son action sur le grand sympathique ; à doses faibles, elle diminue la circulation capillaire ; à doses fortes, elle détermine une paralysie vasculaire (Oulmont et Laurent).

A l'autopsie (chez les animaux) : très forte injection des méninges ; souvent suffusions sanguines à la base de l'encéphale ; pas d'altération des tissus au niveau des injections.

Elimination rapide, principalement par les reins (Oulmont et Laurent). — *Antidotisme* avec l'ésérine (Amagat). — *Effets locaux* nuls.

Extrait de stramoine . . . 1 gr.
Eau distillée . . . . 60 gr.
LORENT.

de 6 à 15 gouttes (Lorent).

Emploi thérapeutique. — Emphysème pulmonaire (Lorent); névralgies (Oulmont et Laurent); tétanos, tremblements divers (paralysie agitante, etc.), (Oulmont et Laurent).

Deutochlorure de mercure (Voir MERCURE).

Diastase (Voir aussi INJECTIONS NUTRITIVES).

Soluble dans l'eau, insoluble dans l'alcool. La diastase a été injectée par M. Küssmaul (0 gr. 10 à 0 gr.

1. M. Laurent, à la suite d'une injection de 6 milligr., a observé des intermittences qui persistèrent plusieurs jours.

20 centigr. en solution aqueuse) dans le diabète sucré, sans que le sucre diminuât dans l'urine (diminution par l'injection intra-veineuse).

Digitaline [1]. — Teinture de digitale.

Glucoside insoluble dans l'eau, assez soluble dans l'éther, très soluble dans l'alcool et dans le chloroforme (variations de solubilité selon les digitalines).

Principaux effets physiologiques[2]. — Diminution du nombre des battements du pouls avec augmentation de la tension artérielle ; abaissement de la température ; augmentation de la diurèse ; diminution de la sueur (Gubler); *à dose toxique*, on note les phénomènes opposés.

Elimination lente ; action accumulative.

Effets locaux. — Dans une maladie du cœur avec œdème généralisé, dix gouttes d'une solution alcoolique de digitaline (un demi-milligramme) produisirent, outre une vive douleur au moment de l'injection une escarre relativement volumineuse (Luton) [3]. La solution de Pletzer est de même irritante ; celle employée par M. Eulenburg, préparée récemment, ne détermine selon cet auteur aucune irritation locale. Les injections administrées par Gubler n'occasion-

1. La composition des digitalines du commerce est très variable ; il est du reste difficile de l'obtenir à l'état de pureté, aussi croyons-nous devoir conseiller de préférence la plante.

2. La digitaline, la digitaléine et la digitoxine produiraient des effets semblables à ceux de la digitale (feuilles). La digitoxine possède les propriétés toxiques les plus intenses. — Les produits de décomposition, digitalirésine et toxirésine, sont convulsivants ; ils ont été bien étudiés par M. Schmiedeberg et notre ami H. Perrier ; ils sont inusités.

3. M. Courvat, en 1871, avait déjà signalé l'action locale irritante de la digitaline.

naient pas d'accidents locaux, l'injection ne causait qu'une cuisson et une douleur passagère. M. Guarda, avec une solution d'un centigramme sur un gramme d'eau, vit survenir un gonflement érysipélateux. Witkowski a constaté des accidents locaux graves (phlegmon, etc.). La digitoxine (inusitée) donne lieu hypodermiquement, même à dose extrêmement faible, à des phlegmons.

Digitaline de Merck	0 gr. 10. centigr.
Glycérine	50 cent. cubes.
Eau distillée.	20 —

Witkowski.

Digitaline de Merck	1 gr.
Glycérine.	1 cent. cube.
Eau distillée	10 à 20 —

Otto.

Franque a employé la teinture de digitale. Lorent se servit de la digitaline en solution dans la glycérine.

Digitaline.	0 gr. 60 centigr.
Glycérine.	xx gouttes.
Eau distillée	7 gr. 50 centigr.

Pletzer.

36 centigr. de cette solution équivalent à 3 milligr. de digitaline.

Fronmüller [1] se servit d'un solution aqueuse, qu'il fallait agiter avant de s'en servir, et Erlenmeyer d'une solution aqueuse de 1/20, complètement claire.

Digitaline.	0 gr. 05 centigr.
Eau distillée.	ãã 5 gr.
Alcool.	

Eulenburg.

Digitaline.	0 gr. 01 centigr.
Alcool à 95	ãã 5 cent. cubes.
Eau distillée	

Adrian.

1. Pletzer, Fronmüller, Erlenmeyer, Eulenburg, etc., employaient la digitaline de Walz qui est soluble dans 125 parties d'eau froide tandis que la digitaline de Nativelle est insoluble.

Chaque centimètre cube de cette solution contient un milligramme de digitaline. — Gubler a employé une solution au cinq centième de digitaline amorphe d'Homolle et Quévenne dans un mélange à parties égales d'eau et d'alcool : un gramme de cette solution contient 2 milligr. de digitaline.

Digitaline d'Homolle et Quevenne.	1 gr.
Alcool.	ââ 250 gr.
Eau distillée	

GUBLER.

10 gouttes, soit 50 centigr. équivalent à un milligr. de digitaline.

Emploi thérapeutique. — Affections du cœur (Eulenburg) : maladies mentales (Otto) ; affections cardiaques (Fronmüller, Guala).

Duboisine.

Alcaloïde retiré du *duboisia myoporoides*, arbuste formant le trait d'union entre les solanées et les scrofulariées (Lanessan) ; identique chimiquement et physiologiquement avec l'hyoscyamine (Ladenburg, Berner), soluble dans l'eau, très soluble dans l'alcool, l'éther, le chloroforme, le benzol, le sulfure de carbone (Gerrard).

Effets physiologiques. — Mydriatique ; arrêt de la sécrétion sudorale ; sécheresse de la gorge, hyperesthésie, accélération du pouls, céphalalgie, vertiges ; chez les grenouilles effets tétaniques (Sydney Ringer) ; somnolence, faiblesse générale. Selon M. Sydney-Ringer, elle jouirait d'une action opposée à celle du jaborandi et de la pilocarpine, et aussi de la muscarine (accélération des battements du cœur diminués par celle-ci) [1].

1. On voit que ces effets sont semblables à ceux de l'atropine et

Sulfate de duboisine. . . . . 1 gr.
Eau distillée. . . . . 500 gr.

De 10 à 20 centigr. de la solution contenant 2 à 4 dixièmes de milligr. de sel.

M. Dujardin-Beaumetz dans le traitement du goître exophtalmique, avec des doses quotidiennes de 1/4 à 1/2 milligramme (d'une solution à 1/2000), a observé quelques phénomènes toxiques, aussi conseille-t-il de laisser quelques jours de repos entre les piqûres. Trois gouttes d'une solution à 1/100, déposées dans le cul-de-sac conjonctival produisirent des symptômes d'empoisonnement.

Emploi thérapeutique. — Goître exophtalmique (Dujardin-Beaumetz, Desnos, 1/2 à 1 milligr).; sueurs nocturnes (Blake, 1 milligr.); asthme (Bancroft).

E

Eau-de-vie (Voir Alcool).

Eau distillée et eau ordinaire.

L'eau distillée est le véhicule le plus communément employé pour les solutions hypodermiques; c'est du reste celui que l'on doit préférer autant que possible. Elle a été aussi administrée en injections sous-cutanées pour elle-même. L'emploi en fut proposé dans le choléra (Magendie l'avait utilisée en injection intra-veineuse 1832) par Cantini (1865), Michaël (1870); M. Beigel (1866) l'injecta dans cette maladie en assez grande quantité. Dans la dernière épidémie de choléra à Yport (1884), M. A. Bottard fit, avec des résultats divers, usage de la solution suivante :

qu'elle forme avec celle-ci, la daturine, l'hyoscyamine (Duboisine) et l'hyoscine une sorte de série montante (Binz.) Voir aussi note 1 au mot Hyoscyamine.

Eau de mer filtrée.	100 gr.
Blanc d'œuf.	n° 1.
Carbonate de soude.	0 gr. 50 centigr.

MM. Bottard, Vallain et Caron se servaient simultanément de 5 canules en injectant au même endroit 3 à 4 seringuées. L'opération était répétée plusieurs fois par jour.

Chlorure de sodium.	4 gr.
Carbonate de soude	3 gr.
Eau distillée à la t. de 35° à 37°	1000 gr.

CANTANI.

Chlorure de sodium. . .	6 gr.
Carbonate de soude. . .	1 gr.
Eau tiède.	1000 gr.

SAMUEL.

On y ajoute un peu de morphine, ou d'opium, ou d'huile camphrée, selon le cas (Stade asphyxique ou de collapsus).

M. Potain [1] (1869) en fit un succédané de la morphine dans les affections douloureuses localisées, névralgies, colique hépatique, etc. Depuis, de nombreux auteurs, MM. Dieulafoy, Luton, Laffitte, etc., l'injectèrent souvent avec succès.

L'eau est injectée à la dose de 1 à 2 grammes en une fois ; elle produit une douleur assez vive, mais ne donne jamais lieu à des accidents consécutifs surtout si l'on a fait usage d'eau distillée.

Dans la tuberculose pulmonaire et laryngée, les bronchites, les pleurésies, M. Landouzy fait une injection hypodermique d'une seringue d'eau distillée, additionnée de quelques gouttes d'hydrolat de laurier-cerise ; l'injection a d'autant plus d'efficacité qu'elle est faite plus près des points où les malades

1. MM. Pye Smith, Burney Yeo et Griffith avaient déjà antérieurement usé des injections sous-cutanées d'eau, et MM. Aronssohn, A. Denis (1868) des injections d'eau tiède.

accusent des sensations douloureuses (cuisson, déchirement, picotements, fourmillements, etc.), région sous-claviculaire cervicale, péri-laryngienne, espaces intercostaux, douloureux spontanément ou à la pression. En général, on suspend ainsi rapidement les quintes de toux chez les phtisiques, et on les supprime pendant un temps assez long.

Doit-on admettre, pour expliquer l'action des injections hypodermiques d'eau contre la douleur, l'hypothèse, du reste fort admissible, émise par M. Vulpian[1], à propos de l'action efficace de certains irritants cutanés sur les douleurs des tabétiques (action centrifuge sur les centres nerveux)? C'est possible; en tout cas, M. Luton pense que l'injection d'eau constitue un minimum de révulsion parenchymateuse; il l'a vue réussir contre certaines douleurs localisées et récentes, surtout dans le rhumatisme musculaire, mais dans des cas plus rebelles il a échoué. « Ce moyen est évidemment inférieur à l'eau salée et à l'alcool et surtout à la solution d'azotate d'argent. Ses effets se dissipent aussi plus rapidement[2]. »

M. Pollak a cité un cas de sciatique guéri par l'injection hypodermique d'eau glacée[3]. — M. R. Tripier a employé avec succès les injections hypodermiques d'*aqua Fontis*, très fraîche, contre les vomissements des phtisiques et autres; les injections étaient faites à l'épigastre soit avant, soit immédiatement après le repas (*Lyon médical*, 1881). M. Lafitte attribue la cessation de la douleur à la compression par le liquide injecté des cellules nerveuses terminales. M. Edward Waren (*The treatment*

1. Vulpian, — *Maladies du système nerveux*. Paris, 1879, pp. 479, 481.
2. Luton, *loc. cit.*, p. 61.
3. *The med. Record*, N.-Y., 1883, vol. XXIV, p. 167.

of typhoid Fever, New-York medical Record, janv. 1876) recommande les injections hypodermiques d'*eau glacée* dans les cas d'hyperthermie persistante ; elles agiraient non seulement sur la température, mais encore sur les autres symptômes. On en injecterait 30 gr. au moyen d'injections multiples sur différents points du corps, moitié le matin, moitié le soir. — M. A. Riva [1] conclut de ses expériences sur les chiens que le péritoine tolère très bien les injections d'eau. — M. Calvet [2] aurait vu diminuer dans de notables proportions l'albumine à la suite d'injections hypodermiques d'eau de mer ; il aurait obtenu par le même traitement l'amélioration d'adénopathies rebelles chez des enfants lympathiques ; l'eau de mer filtrée ne produirait aucune douleur et on n'observerait qu'exceptionnellement des abcès.

Eau distillée de laurier-cerise (Voir Acide Cyanhydrique).

Eau iodée (Voir Iode).

Eaux distillées aromatiques.

Employées comme véhicules et dissolvants, elles ne produisent pas d'accidents locaux à moins qu'elles n'aient subi un certain degré d'oxydation. Gubler a recommandé l'*eau distillée d'Eucalyptus globulus* ; M. Delioux de Savignac, l'eau de menthe et l'eau de cannelle (voir ce mot), M. Patrouillard, l'*eau distillée d'ulmaire*.

Eaux minérales.

Diverses eaux minérales ont été proposées par la

1. *Le iniezioni d'acqua nel peritoneo* (*Salute*, 11 o t. 1883, p. 302).
2. Calvet. — *Action physiologique des bains de mer*. 1883 (an. in *Progrès médical*, 1884, p. 568).

transfusion hypodermique (Eaux de Bourbonne-les-Bains, Kreussnach, Pougues, Salins, etc.; eaux mères des Marais Salants) comme se rapprochant de la composition du sérum du sang, mais aucune, croyons-nous, n'a été employée jusqu'ici.

Emétine.

L'émétine pure [1], alcaloïde de l'ipécacuanha, est peu soluble dans l'eau froide (1/1000) et dans l'éther, facilement soluble dans l'alcool, le chloroforme, le sulfure de carbone, les huiles grasses et essentielles (Podwyszozky). — L'azotate d'émétine est soluble au 100e ; le sulfate d'émétine est le plus soluble de ses sels.

Principaux effets physiologiques. — De 5 milligr. à 10 centigr. : saveur brûlante, salivation, nausées, vomissements, diarrhée, sueurs abondantes. Pendant les nausées et vomissements [2], accélération, puis ralentissement des mouvements respiratoires et des battements cardiaques (Ackermann) ; abaissement de la température. — Chez la grenouille, on a observé l'abolition de l'excitabilité réflexe de la moelle ; la paralysie des nerfs moteurs périphériques et des muscles (Weyland, Pécholier, Harnack.) — A doses toxiques, affaiblissement extrême des muscles, collapsus et mort (2 centigr. pour le chat, 10 à 30 centigr. pour le chien).

Doses vomitives. — 5 milligr. à 2 centigr. (Nothnagel et Rossbach). Selon Gubler (*Leçons de thérapeu-*

1. MM. Lefort et Würtz auraient obtenu dans ces derniers temps de l'émétine cristallisée.

2. Selon MM. d'Ornellas, Gubler, l'émétine injectée hypodermiquement produirait le vomissement beaucoup plus tardivement (10 minutes environ) que par la voie stomacale ; le vomissement coïnciderait avec l'élimination par l'estomac.

tique, 1880, pp. 425, 428), il ne faudrait pas moins de 20 à 30 centigr. d'émétine pour reproduire les effets obtenus avec un gramme ou un gramme 50 centigr. de poudre d'ipéca L'homme peut en supporter des quantités considérables, surtout si elle est injectée dans le tissu cellulaire sous-cutané, jusqu'à 23 centigr. introduits en plusieurs fois. Il peut n'en éprouver aucun effet toxique, ni même aucun inconvénient Les doses indiquées comme vomitives (voie hypodermique) par M. d'Ornellas sont au contraire très faibles : 4 à 4 milligr. 1/2. — Fonssagrives (*Formulaire thérapeutique*, 18?2) indique la dose de 10 centigr. comme injection hypodermique ; Dyce Duckworth : 0 gramme 0003.

Effets locaux. — Dans le cas d'Eulenburg, l'injection ne parut pas déterminer de douleur ; il survint seulement au lieu de la piqûre une petite rougeur qui disparut bientôt (l'enfant était atteint de bronchite capillaire et mourut le lendemain). — M. Dyce Duckworth a observé une seule fois de l'induration. — Appliquée sur la peau, l'émétine y produit de l'inflammation et des pustules.

Émétine pure. . . .	0 gr. 15 centigr.
Acide sulfurique . .	1 goutte.
Eau distillée. . . .	2 gr.

EULENBURG [1].

Émétine pure. . . .	0 gr. 10 centigr.
Eau distillée	10 gr.

1/10 de seringue, soit deux gouttes (1 milligr.) à injecter de 5 en 5 minutes jusqu'à effet (*F. A. des*

1. Cet auteur injecta cette dose en plusieurs fois dans un cas de bronchite capillaire intense chez un enfant sans obtenir aucun résultat. — L'action de l'émétine est très variable, car elle ne constitue pas un principe constant et défini ; (V. Buignet, *Diction. de chir. et de médecine* (Jaccoud), art. Émétine.)

cliniques de Vienne, 1881 et *Klin. Recept-tasch*). Cette solution produit facilement des abcès ; il est nécessaire de l'aciduler pour dissoudre l'émétine.

Emétique (Tartrate d'antimoine et de potasse, tartre stibié).

Soluble dans l'eau 1/15, dans la glycérine 5 50/100, insoluble dans l'alcool.

Principaux effets physiologiques. — *A petites doses*, tous les jours pendant 14 jours (expériences de Meierhofer et Nobiling sur eux-mêmes ; de un mill. à un centigr. progressivement) : pesanteur de tête, abattement, soif avec sensation interne de chaleur, somnolence ; pouls fréquent, irrégulier, vertiges, pâleur de la face ; yeux cernés ; dysphagie. Diminution de l'appétit, sensation de pression à l'épigastre, fréquentes douleurs intestinales, nausées, anxiété, bâillements, dyspnée ; sensations douloureuses de l'abdomen, diarrhée ou constipation ; sensation cutanée de froid ; affaiblissement des battements du cœur ; prostration générale ; amaigrissement. A la dose de un centigr., continuée quelques jours : éructations ; efforts de vomissements, selles fréquentes ; augmentation de la matité hépatique avec douleur ; coliques et tranchées ; démangeaison de la peau ; albuminurie ; amaigrissement de trois kilogrammes 1/2 en 14 jours. Les phénomènes toxiques ne disparurent complètement qu'après deux mois.

A doses élevées (10 centigr. et plus) : symptômes de gastro-entérite ; prostration ; pouls filiforme, fréquent, irrégulier ; respiration superficielle ; sueur froide ; cyanose et mort[1] par paralysie cardiaque.

1. Rare à cette dose, surtout si le cœur est sain.

— Éruption pustuleuse, ulcération et cicatrices consécutives par l'application sur la peau.

Effets locaux. — Inflammation locale très vive ; avec 2 centigr. 1/2, phlegmon et lymphangite (Lehmann) ; avec 3 centigr., syncope et phlegmon [1] (Ellinger). Lissauer a aussi observé des phlegmons à la suite de l'injection hypodermique d'émétique, mais ce sel, associé à la morphine, ne lui donna que des accidents locaux peu intenses et parfois nuls.

Tartre stibié. . . .	0 gr, 06 centigr.
Morphine	0 gr. 01 centigr.
Eau distillée. . . .	1 gouttes.

LISSAUER.

Emploi thérapeutique. — On peut dire actuellement que le tartre stibié n'est guère indiqué que comme vomitif. Employé par différents auteurs : Lehmann, Ellinger, etc., il a été associé à la morphine par Lissauer qui le recommande dans les cas d'empoisonnement où l'émétique ne peut être donné par voie stomacale.

Ergotine. — Ergotinine. — Extrait d'ergot.

L'extrait, préparé dans le vide, de Grandval (de Reims), de Berjot (de Caen), etc., etc., les ergotines de Bonjean (de Chambéry) (extrait aqueux d'ergot de seigle), de Wiggers (extrait alcoolique), l'ergotinine de Tanret, Portans, l'extrait hydro-alcoolique

1. Cette propriété phlegmoneuse l'a fait utiliser dans le traitement des *kystes sébacés*, mais en même temps doit le faire bannir de la méthode hypodermique ordinaire.

Tartre stibié. . . .	1 gr.
Eau distillée. . . .	15 gr.

de Yvon [1] et même l'ecbolineet l'ergotine de Wenzel, etc., ne sont autres que des mélanges des principes solubles contenus dans l'ergot (Voir ACIDE SCLÉROTINIQUE). — L'ergotine de Wiggers est insoluble dans l'eau et dans l'éther, soluble dans l'alcool ; celle de Bonjean est soluble dans l'eau, l'alcool, l'éther.

M. Kobert a retiré de l'ergot trois principes nouveaux [2] qu'il a appelés *acide ergotinique, acide sphacélinique* et *cornutine*. L'auteur n'a expérimenté que sur les animaux. En tous cas, il ne semble pas que la connaissance exacte des principes exacts de l'ergot soit encore nettement définie ; l'incertitude croît avec les travaux, et beaucoup des principes actifs différemment dénommés ne sont qu'incomplètement connus, confondus les uns avec les autres, etc.

Principaux effets physiologiques [2]. — A dose thérapeutique, on n'a jamais, croyons-nous, observé aucun phénomène anormal. Chez l'homme, à dose élevée (8 gr.) ou à doses faibles continuées pendant un certain temps : vertiges, pesanteur de tête, sentiment de faiblesse, fourmillements, anesthésie au niveau des doigts et des orteils, douleurs erratiques ; secousses convulsives, cloniques et toniques, parfois épileptiformes et accompagnées de contractures, de

1. Nous pensons qu'on doit donner pour les injections hypodermiques la préférence aux ergotines de Bonjean, et surtout d'Yvon (un gr. de liquide équivaut à 1 gr. d'ergot et même plus si on le concentre) dont la conservation est plus parfaite (Le salicylate de soude et l'eau de laurier-cerise entrent dans sa préparation) ; selon M. Schmitt, le mode de préparation de l'extrait d'Yvon est long et peu pratique (*Répertoire de pharmacie*, 1880, p. 294).

2. Les résultats obtenus par les auteurs sont vagues et discordants, ce qui tient à la différence des préparations, à l'inconstance de leur composition, et aux altérations qu'elles subissent avec le temps. Nous mentionnons ici l'action physiologique de l'extrait aqueux qui contient une plus grande quantité de substances actives (Voir la thèse de M. Haudelin, Dorpat, 1873, Dragendorff et Podwiszozky, *Archiv. f. exp. Path. und Pharm.*, B. VI, p. 153, etc., etc.).

douleurs violentes, d'anesthésie cutanée ; tuméfaction érysipélateuse, suivie de gangrène. Contraction des fibres lisses (vaisseaux, utérus, etc.). Les effets observés sur la circulation sont absolument contradictoires. L'ergotine aurait la propriété de s'accumuler dans l'économie, et pourrait alors produire, à la suite de petites doses longtemps continuées, de la gangrène d'emblée (Trousseau, Boissarie).

Effets locaux. — Injectées hypodermiquement, toutes les préparations d'ergot de seigle donnent lieu à des douleurs intenses, persistantes et à des phénomènes inflammatoires. M. Eulenburg (ergotine Bonjean) dit n'avoir pas observé de phénomènes douloureux ; M. Luton a vu se produire des indurations inflammatoires et un abcès gangréneux à la suite d'injection d'un gramme d'ergotine (extrait Grandval) en dissolution dans l'eau. Avec la teinture alcoolique au cinquième (1 gr.) qu'il préconise, le même auteur n'aurait jamais vu se produire d'abcès. Selon MM. Dujardin-Beaumetz, Bourneville, Gœnner (1885), l'ergotine d'Yvon n'a jamais amené d'accidents locaux. MM. Bénard, Herrgott, n'ont observé aucun accident local (douleur, induration, etc.).

Extrait aqueux d'ergot de seigle . .	2 gr.
Eau distillée	ãã 10 gr.
Glycérine pure	

Albanèse.

Chaque gramme (20 gouttes) contient 10 centigr. d'ergotine.

Ergotine	1 gr
Eau de laurier-cerise	5 gr.

Vidal [1].

15 à 20 gouttes en une fois, tous les deux à cinq jours.

1. Contre les chutes du rectum, les injections sont pratiquées au

Ergotine. . . . 3 gr.
Eau. . . . . . 13 gr.
Glycérine. . . . 2 gr.
HILDEBRANDT.

Ergotine. . . . 2 gr. [1].
Glycérine . . . } àâ 15 gr.
Eau. . . . . . . }

Ergotine. . . . 2 gr.
Glycérine. . . . } àâ 15 gr.
Eau . . . . }
MOUTARD-MARTIN. — C. PAUL. etc.

Ergotine Yvon. . 1 gr. 20 centigr.
Eau. . . . . . . 8 gr. 20 centigr.
DUJARDIN-BEAUMETZ [2].

Ergotine. . . . . 2 gr.
Eau. . . . . . . 30 gr.
BUCQUOY.

1 gr. (Eulenburg), douleur légère, pas d'inflammation locale.

Ergotine. . . . . . 1 gr.
Glycérine. . . . . . . 4 gr
Eau distillée . . . . . 4 gr.
Eau de laurier-cerise. 2 gr.

Hémoptysie apyrétique des tuberculeux; 2, 3 et quelquefois 4 injections d'un gramme dans la journée (Jaccoud).

pourtour de l'anus ; guérison en une vingtaine de jours. Nous avons employé à Bicêtre l'ergotine contre un prolapsus du rectum, en injections quotidiennes (6-30 nov.) Les injections n'ont d'abord produit aucun accident local, puis elles amenèrent deux abcès qui furent suivis de la guérison du prolapsus (Extrait Bonjean, 4 gr. ; eau dist. et glycérine, 15 gr.). M. Jette (thèse de Paris, 1883) prétend que l'on peut choisir indistinctement l'ergotine Bonjean ou Yvon ; les autres seraient à rejeter. La durée du traitement peut osciller de quelques jours à plusieurs semaines.

1. 4 gr. (Terrier), 20 gouttes par jour (métrorrhagie produite par une tumeur fibreuse).

2. Quelques auteurs ont noté avec cette ergotine de la douleur et des indurations (Peton, etc.).

Ergotine.	0 gr. 10 centigr.
Alcool rectifié. . }	āā 4 gr.
Glycérine pure. . }	

6 à 10 gouttes correspondant à 3 et 6 milligr. d'ergotine (Eulenburg)[1].

Ergotine. . . .	3 gr.
Alcool . . . . . }	
Glycérine . . . }	āā 3 gr.
Eau . . . . . . }	

Stephano Tolini.

Extrait de seigle ergoté.	1 gr.
Glycérine. . . . . }	āā 5 gr.
Eau . . . . }	

Eulenburg, Zeissl, (*Med. Kal.*, 1883).

20 à 40 gouttes.

Ergotine Bonjean. . .	7 gr. 50 centigr.
Eau distillée	22 gr. 50 centigr.
Chloroforme.	2 gr.

Atchinson.

Chaque centim. cube contient 30 centigr. d'ergotine. L'association du chloroforme à la solution permettrait de la conserver longtemps et de rendre l'injection moins douloureuse ; toutefois, étant donné la proportion de chloroforme, cette solution ne pourrait se conserver homogène.

Ergotinine.	0 gr. 20 centigr.
Acide lactique.	0 gr. 10 centigr.
Alcool.	2 c. c.
Eau de laurier-cerise. . .	20 c. c.
Eau distillée, q. s. pour.	100 c. c.

1 centim. cube (1 gr.), contient 2 milligr. d'ergotinine (Tanret, Dujardin-Beaumetz)[2].

1. Employé sans succès dans un cas de toux convulsive chez un enfant de 4 ans (11 injections en 20 jours).

2. Coliques et vomissements en dépassant la dose de 5 milligr. —

M. Eulenburg (*Deutsche med. Wochenschrift.* 1883, n° 44) a utilisé l'ergotinine de Gehe dans les céphalalgies, névralgies, maladie de Basedow, incontinence nocturne d'urine, etc. La douleur serait presque nulle ; il n'y aurait pas d'accidents locaux. La dose est de 0 gr. 0001 à 0 gr. 001.

Emploi thérapeutique. — Métrorrhagies en général (Reuben 1869, Landmann, etc.); prolapsus rectal (Vidal, Perrotin, Michel), rétention d'urine (Luton); corps fibreux utérins (Hildebrandt) [1]; hémicranie (Berger); céphalalgie (Lebert, Eulenburg); maladie de Basedow (Eulenburg); empoisonnement par l'oxyde de carbone (Romak, 1865) ; hémoptysies (Drasche, 1867, Ritolice, etc.) [2]; hématémèses ; épistaxis; hémorroïdes fluentes ; varices (P. Vogt) ; anévrisme (Langenbeck, 1869 [3], Rouge, Albanèse, Eulenburg etc.); maladie de Werlhoff (Piaza, de Palerme, 1870); hématuries (Luton) ; hémorragie grave à la suite de rupture de la portion bulbaire de l'urèthre (Albanèse, avec succès) ; leucémie splénique (Da Costal, 1875, diminution de la rate) ; varicocèle (Wycisk) ; névralgies (Marino, de Palerme); diabète, convulsions de na-

L'action ne se produit que dans les 2 à 24 heures qui suivent l'injection.

1. On a prétendu obtenir la diminution des fibromes (fibromyomes) par les injections d'ergotine (méthode d'Hildebrand), mais on ne trouve dans la littérature aucun fait probant et indiscutable de cette opinion.

2. Cavaleri dans un cas d'hémoptysie fit usage de l'infusion aqueuse de seigle (15/30). Notons en passant que, pour espérer un résultat efficace de l'emploi de l'ergot dans ces cas, il est de toute nécessité que la tunique moyenne des vaisseaux soit saine en tout et en partie.

3. Injection entre la peau et la tumeur. — Schwalbe attribue les succès de Langenbeck, P. Vogt, etc. aux effets locaux, irritants, inflammatoires, de l'alcool employé comme véhicule. Nous ne serions pas éloignés de partager cette opinion même pour d'autres solutions hypodermiques d'ergotine, pour celle que M. Vidal emploie contre les chutes du rectum.

ture diverse (Carrigan) ; toux des phtisiques (Allan).

La teinture alcoolique de seigle ergoté recommandé par M. Luton à la dose d'un gramme qui, selon cet auteur ne produirait jamais d'abcès, ne paraît pas avoir joui des mêmes avantages au point de vue local entre les mains de M. Stocquart. (*Note sur les injections hypodermiques de teinture de seigle ergoté*, *Annales de la Société médico-chirurgicale de Liège* [1], 1884).

L'ergot de seigle est souvent donné, et d'une façon banale, bien à tort, pour favoriser les contractions utérines. Nous rappelons que la plupart des accoucheurs modernes condamnent ce moyen, dangereux souvent pour la mère et toujours pour l'enfant (par la contraction spasmodique permanente qu'il produit)(voir Nœgele, pp. 419, 625 ; Schröder, (*Traité d'accouchements*, p. 428 ; Playfair, etc.) ; même pendant la délivrance, il ne faut pas oublier les dangers que peut faire courir la fermeture prématurée du col. L'ergot et ses composés doivent, à notre avis, pour ces raisons et d'autres qui ne peuvent être exposées ici, ne jamais être employés dans la pathologie de l'accouchement. En résumé, nous pensons que les indications des préparations d'ergot sont fort restreintes.

Esérine (Voir Calabar).

Essence de térébenthine (Voir Térébenthine).

Ether sulfurique. — Ether nitrique. — Ether acétique. — Liqueur d'Hoffmann.

L'éther sulfurique est soluble dans 9 parties d'eau, dans l'alcool en toute proportion.

1. Ergotine 1 gr., glycérine et eau dist. 4 gr., alcool 1 gr. Guérison en 3 jours !

Principaux effets physiologiques. — *A dose modérée :* élévation de la température (elle s'élève d'autant plus que la température centrale est plus basse avant l'injection (Dupuy); augmentation de la pression artérielle, de la combustion pulmonaire, de toutes les sécrétions sauf la sécrétion urinaire (Ocounkoff); agitation ; hyperesthésie des sens et de la peau ; dilatation des pupilles. L'anesthésie n'est produite hypodermiquement que par une dose bien supérieure à celle qui est donnée en inhalations ; et alors on observe des phénomènes opposés à ceux décrits ci-dessus. Chez les chiens la dose anesthésique varie de 40 à 75 gr. suivant le poids de l'animal (Ocounkoff)[1].

Effets locaux. — Douleur momentanée excessivement vive, mais sans inflammation ni suppuration consécutives (Luton)[2] ; parfois la douleur fait défaut (Dupuy). M. Luton, puis M. Henrot (fièvre typhoïde avec hyperthermie) ont signalé au niveau de la piqûre la production d'une tumeur emphysémateuse sous-cutanée et circonscrite, attribuable à l'évaporation de l'éther dont le point d'ébullition est 36°. Selon M. Luton, l'absorption de l'éther ne serait pas trop rapide, mais tous les faits rapportés par les autres auteurs viennent à l'encontre de cette opinion.

A la suite d'injections d'éther on a noté des troubles de la motilité et de la sensibilité (Arnozan et Salvat, Charpentier, Romak).

1. Pour la rédaction de cet article, nous avons beaucoup emprunté à l'excellent travail de Mlle Ocounkoff, fait sous l'inspiration de M. Verneuil (*Du rôle physiologique de l'éther sulfurique, de son emploi en injections sous-cutanées comme médicament excito-stimulant.* — Paris, 1877) et à celui de M. Dupuy (*Des injections sous-cutanées d'éther sulfurique, de leur application au traitement du choléra dans la période algide.* — Paris, 1882). Ce sont sans contredit les deux meilleurs travaux qui aient paru jusqu'à ce jour sur ce sujet.

2. M. Luton a eu des abcès dans un cas de variole grave (ce serait le seul fait de ce genre connu).

L'étiologie de ces accidents est encore obscure, toutefois MM. Arnozan et Salvat concluent de leurs expériences à l'existence d'une névrite. Il en résulte qu'à cause de la grande diffusibilité de l'éther l'injection doit être peu abondante, ne pas être répétée au même point, et n'être poussée que dans le tissu cellulaire sous-cutané.

Doses. — Un à 2 grammes et même moins ont souvent suffi pour obtenir des effets stimulants (Dupuy). L'action de l'éther étant éminemment passagère, les injections doivent être répétées à intervalles rapprochés (une heure par exemple) pour entretenir les phénomènes d'excitation.

L'*éther sulfurique alcoolisé (liqueur d'Hoffmann)* aurait été employé comme analeptique, par Zuelzer, et l'*éther acétique* par Bumüller [1].

L'*éther sulfurique, associé au camphre*, a été injecté hypodermiquement par MM. Eulenburg (collapsus à la suite d'un érysipèle de la face), Mader et Oser (choléra). M. Burdel l'a associé au sulfate de quinine (40 centigr., 1 gr.), dans des cas graves d'affections intermittentes pernicieuses. M. W. Zuelzer paraît être le premier qui se soit servi de l'éther en injections sous-cutanées en 1866 sur des cholériques et, en 1871, sur des malades atteints de fièvre typhoïde de forme adynamique. Depuis nous voyons de nombreux auteurs employer l'éther [2] hypodermiquement. C'est ainsi que l'éther a été employé, entre autres, dans les maladies suivantes : fièvre typhoïde, choléra algide (Hans Büchner (1873), Dupuy, Lindwurm, Reyher et Lermoyez), coma profond avec algidité (33°, 5), provenant d'hémorragies rebelles et abondantes à la suite de l'extraction d'un polype naso-pharyn-

1. Cit. d'Eulenburg (*Ziemssen*, B. I. 1880).
2. M. E. Bœckel en 1877 employait depuis quelque temps les injections d'éther nitrique sans résultats bien marqués.

gion (Verneuil)[1]; dans l'empoisonnement par la morphine et le chloral (Lewinstein); dans la sciatique et le lumbago (Brindley James); dans les hydropisies (cœur adipeux), dans les convulsions suivies de coma chez un enfant au début d'une pneumonie (Gellé); choléra nostras (Cérenville; cas de Dufour, Leube), choc traumatique (Bayr, 1874, Dupont); variole (Luton, Du Castel, Dreyfus-Brissac); lipothymie à la suite d'hémorragies puerpérales multiples (Bayr, Letulle, Peter et Verneuil); empoisonnement par l'aconit (Warington, Howard); hémorragies (Weir Mitchell, Ortille, Hecker, etc); pelvi-péritonite compliquée de vomissements opiniâtres avec collapsus inquiétant (Schmeltz); hémorragies *post partum* (Macau, 1870), hémorragies suite d'insertion vicieuse du placenta (Lomb Atthil; Chantreuil, avec cognac), ou d'ovariotomie suivie d'abaissement de la température (Olshausen); dans l'agonie (Amalia Gimeno, 1880); comme adjuvant de la narcose chloroformique (Fritsch), etc.

En résumé, on obtiendrait d'excellents résultats de l'action diffusible de l'éther chez les malades plongés dans l'adynamie la plus profonde (Dupuy), le collapsus complet (Zuelzer, Winckel, Osterlah, etc. le coma (Verneuil), la lipothymie (Letulle), l'asystolie (Huchard, Bellardinelli[2], etc.).

1. MM. Bayr, Verneuil et Mlle Ocounkoff ont été jusqu'à proposer la méthode des injections d'éther pour remplacer la transfusion sanguine dans les hémorragies. M. Hayem est au contraire partisan de la transfusion faite avec du sang non défibriné; selon cet auteur, les injections d'éther ne seraient indiquées que dans les cas de syncope ou de lypothymie prolongée (*Acad. de méd.* 19 novembre 1882.)

2. L'éther est aussi souvent employé, et avec avantage, comme véhicule et dissolvant (voir par exemple SULFATE DE QUININE, etc., etc.). Nous avons eu l'occasion d'examiner *post mortem* les effets produits localement sur le tissu cellulaire par des injections d'éther : nous avons noté une petite ecchymose peu étendue, comprenant presque toute l'épaisseur du tissu cellulo-graisseux. Interstitiellement l'éther

Eucalyptol.

L'eucalyptol est très peu soluble dans l'eau, soluble dans l'alcool. — Antifermentescible et antiputride, cet agent produit, aux doses de 2 à 4 gr., de la céphalalgie, de la prostration physique et intellectuelle, la destruction des réflexes, de la respiration, de la pression sanguine et de la température. *A dose toxique* : mort par arrêt de la respiration. — L'eucalyptus et ses dérivés ont été souvent employés avec succès tant intérieurement qu'extérieurement dans un grand nombre d'affections, mais l'eucalyptol n'aurait été donné en injection sous-cutanées que par M. Sloan, qui dit avoir ainsi sauvé des malades atteintes de fièvre puerpérale grave (Kobner. — *Jahrbuch der pract. Medicin.*, 1884, p. 547).

Extrait d'Aconit (Voir Aconit).
Extrait d'Atropine (Voir Atropine).
Extrait de Fève de Calabar (Voir Calabar).
Extrait de Guachamaca (Voir Guachamaca).
Extrait d'opium (Voir Morphine et Opium).

F

Fer dialysé. — Pyrophosphate de fer. — Citrate, tartrate et lactate de fer. — Peptonate de fer (Voir Perchlorure de fer).

Le *fer dialysé*, dilué ou non, a été employé par Da Costa dans l'anémie à la dose de 15 gouttes. M. Luton l'a injecté aux doses de trois, cinq et dix

a été employé dans le traitement des loupes par M. Vidal (5 à 1 gouttes tous les deux jours) (Lermoyez, *Bulletin de thérapeutique*, 1884)

gouttes ; « dénué de toute propriété styptique et astringente, il est presque aussi bien toléré par le tissu cellulaire que la solution de morphine la plus neutre ; il est promptement absorbé et ne donne lieu localement qu'à une légère nodosité qui persiste assez longtemps. Les effets immédiats sont comparables à ceux d'un stimulant diffusible [1] assez énergique : une sensation de chaleur plutôt agréable que pénible se répand par tout le corps ; les artères battent fortement ; le visage s'empourpre ; il y a entraînement cérébral, suractivité de la pensée, besoin de mouvement, etc. En un mot, il y aurait lieu, à ce propos, d'admettre une sorte d'ivresse ferrique, qui confine, du reste, à la fièvre proprement dite. Ces effets sont assez persistants, proportionnellement à la dose injectée, et ne sont aucunement suivis d'abattement [2], mais d'une certaine anorexie. M. Luton a en outre noté le réveil du sens génésique, une grande facilité des garde-robes (non colorées en noir). — Nasse (solution 5 0/0) y renonça à cause de l'inflammation violente produite par les injections.

Le *pyrophosphate de fer citro-ammoniacal* a été utilisé hypodermiquement dans les anémies graves et la chlorose par MM. Huguenin, à Zurich, en 1876, Wychinski [3], N. Neuss (1881) qui, dans un tiers des cas, observa des phénomènes d'irritation locale, Lippert, Nasse (abcès, etc.). MM. Martensen (1870), Rosenthal (1878) et Neuss, se sont servis du *pyrophosphate de fer cum natr. citrico* (1878).

1. L'ammoniaque entre dans la préparation de l'oxyde de fer dialysé (35 gr. pour 100 gr. de perchlorure de fer).
2. Luton. — *Étude de thérapeutique générale et spéciale*, Paris, 1882, pp. 217, 218.
3. Avec addition d'un peu d'albumine.

Pyrophosphate de fer citro-ammoniacal. 1 gr.
Eau distillée . . . . 5 gr.

HUGUENIN.

La seringue de Pravaz, soit vingt gouttes, contient donc de 2 à 3 centigr. de fer (le pyrophosphate contenant 10 0/0 de fer).

Pyrophosphate de fer cum natro citrico [1]. 1 gr.
Eau distillée. . . . . 6 gr.

MARTENSEN, ROSENTHAL, EULENBURG.

10 à 20 gouttes en une fois.

La solution doit être préparée récemment et être conservée au frais. Le fer se retrouve dans l'urine, 30 minutes après l'injection. MM. Nasse et Rosenthal ont observé souvent à la suite de son administration des accidents locaux.

Le *citrate de fer ammoniacal* a été administré hypodermiquement par MM. Quincke (1867), Ciamarelli (1879), Vincenzio Gauthier, de Naples [2] (5 centig. ; 1 gr.), et cela avec succès dans quelques cas d'anémie dont quelques-uns rebelles à tous les autres traitements ferrugineux. On constata la présence du fer dans l'urine ; localement l'injection causait une sensation de brûlure supportable.

Le *citrate de fer* est recommandé par M. Glœvcke (de Kiel) (*Archiv. f. exp. Path. u. Pharm.* 1884), Martinetti, à la dose de 10 centigr. pour les adultes (solution 10 0/0). Chiara (1885) l'a utilisé avec avantage et sans accidents locaux.

Citrate de fer. . . . . 2 gr.
Eau distillée de laurier-cerise. 20 gr.

1. Ce pyrophosphate contient 20.6 pour 100 de fer.

2. Gauthier. *Studio sperimentale e clinico sul ferro per iniezione ipodermiche* (*La medicina contemporanea*, septembre 1884, p. 454. Cet auteur a aussi utilisé les injections de fer Bravais (6 gouttes pour 1 gramme d'eau).

Le *tartrate de fer oxydulé*, employé par Rosenthal en solution aqueuse (24 centigr. : 1 gr.) produirait des accidents locaux (rougeur, gonflement, indurations persistantes). Il en serait de même du *lactate de fer* [1], d'après les recherches d'Eulenburg.

M. Bouchut a fait des injections de *perchlorure de fer*; il en serait résulté naturellement des escarres considérables.

Le *peptonate de fer* de Finzelberg [2] a été employé par M. Nasse [3] depuis 1879 en injections hypodermiques chez les aliénés avec avantage et sans accidents locaux. — Un gramme de la solution (1/10) bouillie et filtrée contient 10 centigr. de peptonate de fer et 2 centigr. 1/2 d'oxyde de fer. La solution doit être conservée au frais et renouvelée dès qu'elle devient trouble.

Peptone sèche	5 gr.
Perchlorure de fer liquide .	6 gr.
Glycérine neutre	50 gr.
Eau de laurier-cerise. . . .	150 gr.
Ammoniaque liquide	9 gr.

JAILLET et QUILLET.

La seringue de Pravaz, soit 20 gouttes, contient 2 1/2 centigr. de peptone et 3 centigr. de sel de fer.

Cette solution ne causerait ni douleur, ni inflammation locale, pourvu que la solution soit injectée à la température de + 37° à + 38°.

Depuis, M. Jaillet a proposé pour les injections la formule suivante :

1. M. Luton a déjà essayé sur lui-même une solution au dixième de lactate de fer, il avait reconnu l'impossibilité de l'injecter pour le faire absorber.

2. Désigné dans le commerce sous le nom de : Ferr. oxyd. solubile pro inject.

3. Nasse. *Uber Substance Eisen Anwendung in Psychosen* (*Allg. zeitschrift f. Psychiatrie*, Bd. xiv, 4, 4 et 5, 1885, p. 520.

Perchlorure de fer sublimé.	1 gr.
Eau distillée.	60 gr.
Peptone sèche	2 gr.
Glycérine pure.	40 gr.

1° Faites dissoudre la peptone dans une petite quantité d'eau, ajoutez la glycérine ; 2° faites dissoudre le perchlorure de fer dans le reste de l'eau et mélangez les 2 solutions ; — 3° ajoutez du carbonate de soude finement pulvérisé jusqu'à saturation exacte du produit ; — 4° complétez la solution pour avoir 100 centimètres cubes avant la filtration. Cette nouvelle solution se conserve mieux que la précédente.

M. Rosenthal (de Vienne) conseille lorsque l'estomac supporte difficilement les préparations ferrugineuses, les injections hypodermiques de peptonate de fer en solution (1/20) dans l'huile d'olive. Il ne se produirait jamais d'accident inflammatoire. Le même auteur a employé le peptonate de fer en solution à 1/10 (*Wien. med. Presse*, 1884, n° 3).

L'albuminate de fer a d'abord été employé par Dœnitz (de Tokio) (1879), (solution de sesquichlorure de fer avec albumine). La solution d'albuminate de fer de Friedlander contenant 1 0/0 de fer se troublerait rapidement et serait peu stable (Neusse). — En 1880, Goldmann aurait utilisé avec succès la solution suivante :

Pyrophosphate de fer.	3 parties
Albumine	4 parties
Eau distillée.	12 parties

Selon Eulenburg (*Berlin. klin. Woch.*, 1883, n° 2), la solution d'albuminate de fer de Drees serait utilisable en injections hypodermiques.

L'albuminate de fer citro-ammoniacal a été propos par M. Vachetta (*Lo sperimentale*, juin 1884) qui ne l'a expérimenté que sur les animaux.

Nous ne parlerons pas ici des injections ferrugineuses dans les nœvi, varices, anévrismes, etc.

Fer quinique (citrate de) (Voir QUININE).

Fève de Calabar (Voir CALABAR).

G

Guachamaca (Extrait de)

Le *Guachamaca* (apocynées) est un arbre qui croît au Venezuela; le principe actif est surtout contenu dans l'écorce et dans les diverses couches du liber. L'extrait, brun, sombre, résineux, rappelant l'aspect extérieur du curare, est soluble dans l'eau, peu soluble dans l'alcool absolu, insoluble dans l'éther et le chloroforme. La principale différence entre l'action de cette substance et celle du curare consisterait, d'après M. Schiffer [1], en ce que le guachamaca semble agir rapidement sur les centres nerveux, tandis que le curare ne les affecte que tardivement.

M. Schiffer ne l'a encore que peu expérimenté sur l'homme, et toujours en injections sous-cutanées. Dans un cas de contracture spasmodique musculaire, il injecta une pleine seringue de Pravaz, contenant 10 milligrammes d'extrait sec; il observa, trois quarts d'heure après, un sommeil léger, puis profond, qui dura environ trois heures; la circulation et la respiration restèrent normales, l'excitabilité réflexe s'était conservée durant le sommeil.

L'auteur pense que, dans ce cas, la dose était encore trop faible pour obtenir un effet complet; il estime que le médicament devrait être administré un

1. *Deutsche med. Wochenschrift*, 1882, nº 28. — Travail fait à l'instigation de C. Sachs.

certain temps pour avoir un effet curatif dans les maladies convulsives. Il émet aussi l'opinion que le guachamaca pourrait peut-être être utilisé comme hypnotique.

Gelsémium (Teinture et extrait aqueux de gelsémine. — Chlorhydrate de gelsémine).

Principaux effets physiologiques. — La *Gelsémine* paralyse les centres moteurs du cerveau, la respiration (Berger, Noritz, Ott); augmente, puis diminue l'excitabilité réflexe de la moelle et les contractions cardiaques. Ces phénomènes se compliquent de pesanteur de tête, vertiges, diplopie, difficulté des mouvements de la langue, tremblements des mains, engourdissement des doigts, nausées, vomissements, dyspnée, sentiment général de froid (Berger), mydriase par instillation dans l'œil (Noritz). Les doses mortelles pour l'homme seraient, selon M. Noritz, de 3 à 6 centigr. avec la gelsémine préparée par M. Sonnenschein, de 2 à 2 1/2 avec l'extrait liquide; les doses thérapeutiques sont de 1 centigr. pour la gelsémine, de 50 centigr. pour la teinture [1].

Chlorhydrate de gelsémine.	1 gr.
Eau distillée.	200 gr.

EULENBURG.

De 10 à 20 centigrammes, soit 2 à 4 gouttes équivalant à 1/2 à 1 milligr. de sel. Le chlorhydrate de gelsémine est dix fois plus actif que la gelsémine. Il provoque l'insensibilité au point injecté.

Emploi thérapeutique. — La teinture de *gelsemium sempervirens* aurait été employée avec succès dans les névralgies [2], par MM. Jurasz, Wickham, Legg,

1. Les disques gélatineux et médicamenteux de Savory (voir INTRODUCTION) contiennent dix gouttes de teinture de Gelsemium.

2. Le rhizome et sa racine sont employés depuis longtemps en Amérique contre les fièvres intermittentes et les affections inflammatoires des enfants.

Thomson, Clarke, etc., et sans succès par M. Berger, Wolfe, etc. M. Eulenburg a injecté hypodermiquement tantôt la teinture ou l'extrait aqueux de gelsémium, tantôt la *gelsémine* (soluble dans l'eau 1/116) ou encore le chlorhydrate de gelsémine en solution aqueuse (1/200) ; ce dernier dix fois plus actif que la gelsémine avait déjà été préconisé par Sonnenschein.

Glycérine.

La glycérine est un des meilleurs dissolvants employés dans la méthode hypodermique ; toutefois, il est nécessaire de l'utiliser chimiquement pure si l'on veut éviter son action irritante. La glycérine est souvent donnée par la voie stomacale contre diverses affections ; on en use, entre autres, fréquemment comme succédané de l'huile de foie de morue, mais alors les doses sont trop élevées pour permettre de l'administrer dans ces cas hypodermiquement[1] (Voir NITRO-GLYCÉRINE).

II

Haschisch (Teinture de).

Principaux effets physiologiques. — Sensation de chaleur, de fourmillement et de picotement ; tête lourde ; bourdonnements d'oreilles ; oppression, malaise ; constriction à la gorge ; sécheresse de la bouche, nausées, vomissements, diarrhée[2]. Ces signes ne sont pas tous constants.

1. Voir à l'INTRODUCTION le tableau emprunté à la thèse de M. Surun sur le pouvoir dissolvant de la glycérine.
2. On n'a, selon M. Villard, signalé ni constipation, ni diarrhée ; nous avons observé toutefois cette dernière en même temps que les vomissements chez un de nos amis.

A dose plus élevée, le haschisch est un puissant excitant du système nerveux ; activité plus grande des facultés intellectuelles ; délire gai, parfois furieux ; sensation de bien-être physique et moral, de légèreté, illusions et hallucitations surtout de la vue, augmentation de l'acuité auditive ; mouvements de locomotion convulsifs ou incoordonnés, sommeil quelquefois troublé par des cauchemars.

A doses toxiques : stupeur, coma analogue au narcotisme, anesthésie et analgésie, rarement développement de phénomènes cataleptiques, lassitude; céphalalgie. Les auteurs ont émis des opinions contradictoires au sujet de l'action du haschisch sur la circulation et la température. Les sécrétions bronchique, urinaire et sudorifique seraient augmentées; la sécrétion salivaire diminuée. Le haschisch est aphrodisiaque à dose modérée, anaphrodisiaque à haute dose, il déterminerait la contraction des fibres musculaires de l'utérus.

Intoxication chronique. — Affaiblissement physique et intellectuel ; indifférence et mélancolie ; amaigrissement très marqué, roideur, parfois tremblement des membres, lenteur des mouvements [1].

Hunter fit le premier des injections de teinture de chanvre indien ; selon Tamhayn, il en aurait été fait usage aussi hypodermiquement dans plusieurs cas de tétanos. Dans un cas de tuberculose miliaire pulmonaire chronique, où la morphine longtemps continuée n'avait produit aucun effet, M. Eulenburg obtint par des injections de teinture de haschisch un sommeil plus calme, une diminution sensible de la

1. Consulter pour plus de détails les travaux de M. Moreau (de Tours), de MM. A. Voisin et Liouville, et surtout l'excellent travail de M. Villard : *du Haschisch, étude clinique, physiologique et thérapeutique*, Paris, 1872). Voir aussi les *Paradis artificiels* de Ch. Beaudelaire.

toux et de la douleur. Il se servit d'une solution à parties égales de teinture de haschisch et d'eau distillée en injections de 50 à 90 centigr. A cette dose, on n'observerait aucun phénomène digne de remarque. Le haschisch n'est plus guère employé aujourd'hui comme hypnotique; toutefois M. Fronmüller considère le *tannate de cannabine* comme hypnotique.

Teinture de haschisch. . . .	} ââ 5 gr.
Eau distillée	

De 3 à 6 gouttes; cette solution produirait facilement des abcès *(Form. Agend. des clin. de Vienne)*.

Homatropine (Bromhydrate d').

L'homatropine, selon M. Fronmüller (*Memorabilien*, 1880, p. 208, 1882, p. 6) ne renfermerait aucun des éléments toxiques de l'atropine; son action locale mydratique serait rapide et énergique (sol. 2, p. 100), et la pupille reviendrait très vite à son état normal; diminution des sueurs chez les tuberculeux

Bromhydrate d'homatropine. . .	0 gr. 015 milligr.
Eau distillée	1 gr.

Pour une injection.

Ni mydriase, ni phénomènes narcotiques; diminution de la toux, de l'expectoration, de l'insomnie.

M. William Murrella aurait trouvé ces injections moins efficaces que celles d'atropine (*Practitionner*, nov. 1880). L'homatropine a été employée entre autres dans des cas d'empoisonnement par la pilocarpine (Fronmüller).

Huiles d'amandes douces.

D'après M. Binz (*Grundzüge der Arzneimittellehre*,

Berlin, 1882, p. 100), elle aurait été proposée sans succès à cause de la difficile résorption des huiles par le tissu cellulaire comme substance nutritive par la voie sous-cutanée. (Voir encore INJECTIONS NUTRITIVES).

Huile de croton (Voir CROTON).

Huiles d'olives (Voir aussi INJECTIONS NUTRITIVES).

Krueg [1] a injecté hypodermiquement 15 à 30 cent. cubes d'huile d'olives par jour chez un aliéné qui refusait de manger. L'injection, poussée très lentement, ne produirait pas de douleur et ne laisserait à sa suite qu'une légère rougeur.

Huile essentielle de térébenthine (Voir TÉRÉBENTHINE).

Hydrate de chloral (Voir CHLORAL).

Hyoscyamine. — Teinture de Jusquiame.

Alcaloïde provenant de l'*Hyoscyamus niger* [2] (solanées), identique avec la duboisine et la daturine (Ladenburg et Meyer). Hyoscyamine cristallisée (Geiger et Hesse, Thibaut, Schuchardt, Duquesnel

1. *Wiener med. Wochenschrift*, 1875, 34.

2. La belladone renfermerait, outre l'atropine, de l'hyoscyamine en petites quantités ; cette hyoscyamine constituerait l'atropine légère du commerce (Ladenburg.). — On trouverait dans le commerce de l'atropine impure provenant du datura, sous le nom de daturine lourde. On pourrait même se procurer chez M. Tromsdorff (d'Erfurt), sous le nom de daturine, un alcaloïde qui n'est autre que l'atropine pure. Les observations de M. E. Schmidt parlent aussi en faveur de la présence de l'atropine dans le datura stramonium (Ladenburg). — Les réactions de l'hyoscyamine la rapprochent beaucoup de l'atropine, avec laquelle elle est isomérique (Ladenburg). — D'après ce qui précède, on ne peut plus être étonné que les alcaloïdes de la belladone, de la jusquiame et du datura stramonium aient entre eux des relations très intimes, tant au point de vue de leur constitution chimique qu'à celui de leurs effets physiologiques, aussi a-t-on été jusqu'à les considérer comme complètement identiques.

(1881). Les phénomènes physiologiques produits par l'hyoscyamine sont identiques à ceux de la *daturine* (voir ce mot) [1] ; toutefois elle en diffère en ce qu'elle ne produit pas d'intermittences et d'arrêts du cœur, ni de convulsions. Furonculose, amaigrissement. *Élimination* rapide principalement par les reins. *Antagonisme* partiel avec l'ésérine (Amagat).

Effets locaux. — Nuls.

Doses : de un milligr. à un centigr. (!) par jour. M. Pitha rapporte qu'à la suite d'une injection de six milligr. il éprouva presque immédiatement une profonde faiblesse.

Hyoscyamine. . . . . 0 gr. 01 centig.
Eau distillée. . . . . 5 gr. ou 10 gr. (*F. Ag. Vienne*).
EULENBURG.

Contre les sueurs nocturnes des phtisiques et dans un cas de sueurs profuses après un accès de fièvre intermittente, M. Fräntzel a donné l'iodydrate d'hyoscine (1/2 à 1 1/2 milligr) d'après la formule suivante :

Iohydrate de Hyoscine. . . . 0 gr. 01 centigr.
Eau distillée. . . . . 10 gr.

Cet auteur recommande l'hyoscine en cas d'insuccès de l'atropine [2].

Emploi thérapeutique. — Tremblements mercuriels, saturnins, alcooliques et séniles (Oulmont, Eulenburg) ; chorée invétérée (Richter) ; manie (Mendel, Reinhard, Gray, Sepilli, Riva et Richter) épilepsie (Reinhard, Laurent, Sepilli et Riva) ; né-

1. Oulmont et Laurent, *loc. cit.* — Ces auteurs se sont servis d'hyoscyamine liquide brunâtre, à consistance sirupeuse, de Merck.
2. D'après Ladenburg (*Deute. chem. Gesell.*, 1880 et 1881), l'hyoscine ne serait autre que l'hyoscyamine amorphe du commerce, elle posséderait la même composition que l'atropine.

vralgies, sciatique (Eulenburg, solution 1/500 (de 12 à 1 milligr.), Simonowitsch, tous deux sans succès; Verneuil (succès après résection inutile du nerf); Laurent ; rage (Commission milanaise, 1864) ; période d'excitation de la paralysie générale, ataxie locomotrice et sclérose (Lawson); lumbago (Laurent); paralysie agitante (Bourneville : solution au 100e).

I

Ichthyol ou acide sulfo-ichthyolique.

L'ichthyol ou acide sulfo-ichthyolique [1] est une huile d'une couleur jaune brunâtre soluble dans l'eau. Introduit par M. Unna dans la thérapeutique cutanée, le même auteur l'a préconisé dans le traitement de quelques maladies internes, entre autres le rhumatisme aigu et chronique. Quoique surtout usité extérieurement il a été employé hypodermiquement à la dose d'une seringue d'une solution aqueuse à 5, à 10 0/0.

M. Unna a aussi, dans le traitement du lupus, conseillé des injections intra-cutanées de sulfo-ichthyolate de soude (solut. aqueuse 2 0/0).

Injections sous-cutanées nutritives [2].

Depuis les recherches physiologiques de MM. Menzel et Perco (1869), sur l'absorption des matières ali-

1. Consulter : Baumann et Schotten. — *Monatsch. f. prakt. Dermatologie*, Bd. II, n° 9 ; Unna. — *D. med. Zeitung*, 1883, p. 237 ; Thimann : *Zur Anwendung des Natrium ichthyosulfurium* (Thèse de Halle, 28 juin 1884), etc.

2. A propos des injections intra-veineuses de lait, de gélatine, de sérum et d'albumine de l'œuf, voir le travail de M. Calmettes : *Recherches expérimentales sur l'albuminurie produite par l'injection de substances organiques azotées dans le sang.* — (*Archives de physiologie*, t. III, 1870-71, pp. 26 et suiv).

mentaires par le tissu sous-cutané, un certain nombre de tentatives ont été faites dans cette voie. L'*huile de foie de morue* fut essayée par MM. Mosler, Pick, elle produisit des symptômes d'irritation locale[1].

Les *huiles d'amandes douces et d'olives* ont aussi été administrées comme substances nutritives (voir ces mots). Une solution de *sucre* a été employée par Krueg chez un aliéné (refus de nourriture). (Voir aussi DIASTASE).

Krueg injecta un *œuf* entier (jaune et blanc mêlés); il s'ensuivit un abcès. Pick injecta le *jaune d'œuf*.

Whittaker, dans l'ulcère rond de l'estomac, a injecté avec succès alternativement du *lait* et du *jus de viande* (4 gr. toutes les 2 heures). M. Luton a pratiqué quatre injections de lait (de 5 gr. chaque) et eut quatre abcès phlegmoneux. Ajoutons encore que M. Pick essaya aussi les injections de lait[2]

1. Les injections sous-cutanées de graisse liquide, d'huiles diverses, de lait, etc., ne peuvent causer des embolies graisseuses. Les expériences de M. Flournoy (*Contribution à l'étude de l'embolie graisseuse* Paris-Strasbourg, 1878) ont démontré leur innocuité sous ce rapport. M. Riedel, il est vrai, a trouvé des embolies graisseuses pulmonaires, à la suite d'injections d'huile dans la cavité abdominale. L'huile injectée (sauf dans la cavité péritonéale) n'est résorbée qu'au bout d'un temps extrêmement long (tout au moins chez les lapins). Voir encore les expériences physiologiques de M. Eichom (*Wien. Med. Woch.*) M. Albertoni (1873) injectait du sérum de lait dans les veines de chiens. A la même époque Hodder au Canada faisait la transfusion lactée sur quatre cholériques (3 guérisons). M. Miglioranza (*Gass. Med. it. Lomb.* 26 mai 1833) déduit de ses recherches expérimentales que c'est une erreur de proposer la transfusion lactée pour remplacer la transfusion sanguine ; que dans la cure du choléra on pourrait adopter la transfusion de sérum (Albertoni), mais non pas celle du lait pur (Thomas) ; que dans l'anémie la transfusion lactée ne saurait remplacer la transfusion de sang, que ces injections produisent très facilement des accidents graves et même mortels, etc.

2. Les injections intraveineuses de lait ont été pratiquées par M. Hodder (de Toronto) en 1850, puis par Gaillard, Thomas, etc ; mais elles exposent à des accidents divers, entre autres à des embolies graisseuses. (Culurq, 1879.)

M. Edward Warom (*The treatment of typhoid fever*. 1876) préconise le lait dilué en injection hypodermique, tant comme aliment que comme antipyrétique.

Le lait a encore été injecté dans les veines; cette méthode qui paraît surtout avoir été mise en usage en Amérique a été préconisée pour remplacer la transfusion sanguine, question qui sort de notre cadre (Cas de M. Thomas (de New-York) (1876) 40 à 250 gr. avec succès et autres); M. A. Voisin (chez des aliénés mélancoliques) et M. Bernutz (chez deux malades atteints d'ulcère stomacal) injectèrent, l'un du *sang de mouton*, l'autre, du sang de chien ou de poulet. Les injections sous-cutanées de sang défibriné ont été administrées soit dans les cas d'alimentation insuffisante soit pour remplacer la transfusion par différents auteurs entre autres MM. Karst, Landerberger, Bumüller, Camerer, Schmeltz, Nicaise, Fles, Bareggi[1], Casse, Langlet. Tout récemment M. Ziemssen[2] a préconisé une méthode à peu près semblable. Il injecte à chaque cuisse 25 centim. cubes de sang

1. Cet auteur emploie à cet effet une seringue de Pravaz de 4 gr. ou un appareil à pression continue. Les injections doivent être répétées tous les 5 à 10 jours et être assez abondantes de 100 à 300 gr. — Le sang défibriné est pris de la veine jugulaire de chevaux, chiens ou hommes. Les globules seraient absorbées sans altération (?) ; les résultats surpasseraient ceux obtenus avec la transfusion péritonéale. La richesse globulaire du sang serait augmentée ainsi que sa richesse en hémoglobine (*Arch. It. Med.* d'après l'*Imparziale* du 20 août 1883.). Paladini injecta en 2 fois 130 gr. de sang humain (cas d'anémie aiguë) dans le tissu sous-cutané au moyen d'une seringue ordinaire munie d'un tube de caoutchouc la reliant à un trocart fin auquel il avait imprimé des mouvements de latéralité pour séparer les mailles du tissu conjonctif. En dehors d'une ecchymose, pas d'accidents locaux. Guérison. — *Gazetta medica Ital. Lombardia*, no 34, p. 342, 25 août 1883

2. Ziemssen. — *Deutsch. Archiv. f. klinische Medicin.* t. XXXVI, II; 3 et 4, p. 269. 1885.

humain défibriné au moyen d'une seringue spéciale de même contenance. Il est fait un massage méthodique de la tumeur sanguine. Les injections ne produiraient qu'une douleur très supportable, sans réaction locale. Ponfick (1879) avait préconisé les injections de sang dans le péritoine ; depuis elles ont été pratiquées par un certain nombre d'auteurs (Golgi et Raggi ; Anémie chez un lypémaniaque, 1880). Les essais d'injections hypodermiques de solution d'hémoglobine à la température de 34° n'ont pu être utilisées avec avantage par M. Beneztir à cause des accidents locaux violents produits par la solution. Citons encore les injections de *sérum* sanguin (Hüter), celle de chlorure de sodium [1] (Lubanski. Voir Sodium), eau de l'amnios (Luton) et enfin celle des peptones (Voir Fer).

Iode (Teinture d').

Des injections hypodermiques d'*eau iodée* (S. Cézard, Jaillot, Collot, Chipault, Verneuil, Davaine, Raimbert, Rémy, Labbé, A. Richet, etc.) ou de *teinture d'iode* pure (Boinet, Th. Anger et Coulom) [2], ont été employées contre la pustule maligne, mais le mode d'action et le manuel opératoire usité en pareil cas les doivent faire ranger dans les injections à effet local.

Iodoforme.

Insoluble dans l'eau, soluble dans l'alcool (1/50) et l'éther (1/6), dans les graisses, les huiles grasses et volatiles, la vaseline, le chloroforme, le sulfure de carbone.

1. La transfusion saline a été pratiquée avec succès par MM. Bischoff (de Bâle), Kocher (de Berne), Schalze, Kummel.
2. Ces auteurs n'ont observé à leur suite ni abcès, ni phlegmon.

Principaux effets physiologiques. — Anesthésique local et général; antiseptique; vomissements, nausées, douleurs épigastriques, diarrhée (Maillard : dose 50 centigr.). L'iodoforme selon certains auteurs agirait comme l'iode. La dose de 5 gr. (chez les chiens) amène la mort au milieu de convulsions; dégénérescence graisseuse du foie, des reins et du pancréas. Elimination par les reins.

Effets locaux. — Légère douleur, rougeur et indurations. Les solutions huileuses donnent lieu à une réaction locale plus marquée.

M. Bozzi (de Milan) aurait le premier (1870) fait usage des injections hypodermiques d'iodoforme.

Iodoforme	1 gr.
Ether	6 à 10 gr.

1 à 2 seringues (Neumann, Jouon, de Nantes).

La solution éthérée d'iodoforme a été employée avec succès dans les arthrites fougueuses, par MM. Miculicez, Neumann, L. Müller, etc.

Iodoforme	6 gr.
Glycérine	20 gr. [1]

de 30 à 75 centigr. de la solution (Thomann).

Huile d'amandes douces ou huile de ricin	15 gr.
Iodoforme	1 gr.

M. Neumann [2] rejetant la solution diluée de Thomann (iod. 1 sur huile d'amandes 20) s'est servi de solutions saturées :

Iodoforme	1 gr.
Huile de ricin	15 gr.

Iodoforme	1 gr.
Ether suif	6 gr.

1. Nous l'avons trouvé insoluble dans la proportion indiquée.

2. *Uber hypodermatische Behandlung der Syphilis mit Iodoform* (*Anzeiger d. Ges. d Œ.*, n. 27, 1882).

Iodoforme	1 gr.
Ether sulf. }	āā 5 gr.
Huile d'olives }	

Iodoforme	1 gr.
Huile de ricin	7 gr.

Iodoforme	6 gr.
Glycérine	20 gr.

Dans ses recherches, M. Neumann conclut non seulement à l'absorption de l'iodoforme dissous dans l'éther, etc., mais encore de l'iodoforme tenu en *suspension* dans la glycérine. M. Mracek (*Anzeiger d. Ges. d. Æ*, nº 27, 1882) a de même employé l'iodoforme *suspendu* dans la glycérine ; sa présence fut constatée dans les urines, mais son élimination serait lente (en moyenne 10 centigr. par jour ; 6 gr. d'iodoforme avaient été injectés en 13 jours). Les recherches microscopiques (post mortem) de l'auteur démontreraient que l'injection glycérinée ne serait pas inoffensive et donnerait lieu localement à un processus inflammatoire [1].

Les solutions doivent être préparées peu de temps avant leur emploi, conservées dans des flacons noirs. Les émulsions d'iodoforme avec eau distillée et glycérine (āā 10 gr.) et mucilage de gomme ont été utilisées en injections parenchymateuses par MM. Delbastaille et Troisfontaines à la clinique de M. van Winiwarter ; elles ne seraient pas irritantes ; nous n'avons pas à nous en occuper ici. L'iodoforme a été injecté hypodermiquement dans la syphilis par MM. Bozzi, Thomann et Lopp, Neumann. L'iodoforme introduit dans la thérapeutique en 1836 par M. Bouchardat a été surtout employé tant intérieurement qu'extérieurement contre le goitre, la scrofule, le rachitisme, la syphilis, la phtisie, la fissure

1 Voir encore une nouvelle communication de Thomann sur ce sujet dans *Centralblatt f. d. med Wissensch.*, nº 35, 1882.

anale, les engorgements de la prostate, les névralgies (Moretin, 1853, etc.) ; les cancers de l'utérus et du sein (Demarquay, etc.) ; les collections séreuses, les arthrites anciennes, les engorgements ganglionnaires (Gubler) ; les ulcérations cancéreuses et vénériennes, les plaies à cicatrisation lente (Lailler) ; les ulcères phagédéniques et variqueux, les rupias et ecthymas, les plaques muqueuses interdigitales, les bubons suppurés, les gangrènes humides, les plaies par armes à feu (Féréol), les ulcères vénériens chroniques (D'Amico) ; les fièvres intermittentes (Knotts, Keundi); les douleurs de la carie dentaire (Lailler, Marrotte, etc. L'iodoforme a été en vogue à différentes reprises, entre autres à Paris, en 1873 ; dernièrement, il en a de nouveau été question dans le traitement des plaies et de différentes affections chirurgicales [1].

Iodo-tanniques (Solutions) (Voir Tannin).

Iodure de potassium (Voir Potassium, Sodium).

J

Jusquiame (Voir Hyoscyamine).

K

Kairine.

Dérivée de la *quinoléine* et découverte en 1882 par M. Fischer.

On comprend sous ce nom le chlorhydrate de l'hy-

1. Voir surtout les travaux de Bouchardat, Deschamps (1853), Moretin et Humbert (1856), Righini (de Novare) (1860), Demarquay, Maillard, Féréol (1868), et (*Des pansements à l'iodoforme*) (1871), Nieszkowski, Petiteau, Izard, Foulcaud, Besnier, Lailler, Binz, Moleschott (1878), Mosetig (de Vienne) (1866), Billroth, Gussenbauer, Bœckel (1881) etc., etc.

drure d'oxyéthyle-quinoléine. *Le chlorhydrate de kairine* se présente sous la forme d'une poudre cristallisée d'un blanc jaunâtre. Très soluble dans l'eau et l'alcool, peu soluble dans la glycérine; insoluble dans l'éther. La saveur est salée et amère.

Principaux effets physiologiques. — Antiputride, ralentissement du pouls, diminution de la pression artérielle [1] et de la respiration, diminution de la température avec dilatation vaso-motrice. Diminution de la sensibilité générale et de la motilité en rapport avec les doses du médicament; convulsions, contractures, contraction pupillaire et parésie (seulement à doses massives). — Sueurs profuses lors de l'abaissement, puis frissons lors de l'élévation de la température, cyanose, hématurie, abaissement de la quantité d'urée. Diminution de la capacité respiratoire du sang (0 et 02) (Picot, Brouardel, P. Loye, Conscience), réduction de l'hémoglobine en méthémoglobine (Moroghowetz (de Moscou), Galoubof, *Elimination* par les reins, urines vert noirâtre.

Emploi thérapeutique. — La kairine, employée dans un grand nombre d'affections par de nombreux auteurs (Filehne, Guttmann, etc.), n'a guère été administrée qu'intérieurement. — M. Queirolo (*Italia medica*, 1884), a fait toutefois usage de la kairine en injections sous-cutanées à la dose de 10 à 50 centigr. pour 1 gr. d'eau. Ces injections ne produisaient ni accidents locaux ni accidents généraux. Selon cet auteur la kairine ne serait, à la température ordinaire, soluble que dans la proportion de 10 centigr. pour 1 gramme d'eau. On put obtenir des solutions plus fortes en élevant graduellement la température

1. Beaucoup de ses propriétés physiologiques sont encore discutées et paraissent contradictoires selon les auteurs; nous nous sommes basés principalement sur les derniers travaux.

et la solution, on obtient ainsi des solutions de 10 centigr. pour 1 gr. d'eau qui se maintiennent limpides à la température de 35°. Les injections doivent être pratiquées profondément. La kairine a été employée surtout comme antithermique. Mais les inconvénients (sueurs, frissons, etc.) qui résultent de son administration, et son action peu durable sur la température lui ont fait préférer l'antipyrine. Enfin, elle serait contre-indiquée dans les affections pulmonaires et cardiaques, dans l'anémie ; etc., c'est-à-dire dans les maladies où le champ de l'hématose est diminué, ou encore lorsque l'hémoglobine est atteinte dans sa constitution (Picot, Conscience).

L

Lactates de fer, de soude (Voir Fer, Soude).

Lait (Voir Injections nutritives).

Laurier-cerise (Voir Acide cyanhydrique.)

Liqueur ammoniacale anisée (Voir Alcoolé d'ammoniaque anisé).

Liqueur de Fowler et de Pearson (Voir Arsenicaux).

Lithium (Bromure de).

Le *bromure de lithium* a été essayé par M. Lévy, sur lui-même et « quoique en injection (à la dose de 2 centigr.) il ne lui ait donné aucun accident, ce moyen d'administration lui paraît inutile et dangereux [1] ». M. Weir Mitchell a vu se développer un petit abcès après une injection de ce sel.

1. Lévy. *Du bromure de Lithium*; thèse Paris, 1874.

M

Magnésie (Sulfate de).

M. Luton a employé le *sulfate de magnésie* (10 centigr. pour un gramme d'eau distillée) en injections hypodermiques. L'effet purgatif fut produit. « Cette solution, dit-il, n'est pas irritante, ainsi qu'on l'a avancé, ou, du moins, elle n'est pas plus pénible au contact que l'eau pure. »

— M. Bety s'en est servi sans résultat et l'a trouvée irritante. Gubler a tenté sans succès les injections de sulfate de magnésie (20 centigr. pour un gramme d'eau)[1]. M. Armaingaud (1877) aurait administré ces injections avec succès (*Bordeaux Médical*).

Magnésium (Chlorure de)[2].

M. Luton a accidentellement, dit il, injecté du chlorure de magnésium en dissolution, en faisant usage d'une solution, dans l'eau de laurier-cerise, de chlorhydrate de morphine, avec un excès d'acide qu'il avait neutralisé à l'aide de la magnésie. « Le contact d'une pareille liqueur sur les tissus est à peine senti; elle ne provoque aucune irritation, et, qui plus est, elle va jusqu'à jouer le rôle de laxatif. Cet effet est très fugace, mais il est incontestable chez certaines personnes. »

1. Voir aussi les expériences sur les animaux de MM. Vulpian et Carville (*Bulletin de la Société de biologie*, 1874).
2. Est-ce bien dans ce cas du chlorure de magnésium que M. Luton aurait injecté? En tout cas cette préparation serait absolument à rejeter.

Mercure et ses sels.

Le *bichlorure de mercure* est soluble dans 6 parties d'eau froide, très soluble dans l'éther, l'alcool, la glycérine (7.50/100). — Le *cyanure de mercure* est soluble dans l'eau (5/100) et l'alcool faible, peu soluble dans l'alcool fort et dans la glycérine (27/100). — Le *biiodure de mercure* est insoluble dans l'eau, et dans la glycérine ; soluble dans l'alcool et dans l'éther.

A doses faibles, pour certains auteurs, le mercure serait toxique et reconstituant. Il est antiseptique.

Principaux effets physiologiques [1]. — Stomatite

1. Nous laissons de côté les effets toxicologiques proprement dits. Nous citerons toutefois quelques résultats d'un remarquable travail de M. J.-L. Prévost (Eternod et Frutiger) (*Etude expérimentale relative à l'intoxication par le mercure. — Son action sur l'intestin. — Calcification des reins parallèle à la décalcification des os. — Rev. méd. de la Suisse Romande* (15 nov., 15 déc. 1882). M. Prévost se servit, pour ses expériences physiologiques, de solutions aqueuses de nitrate acide de mercure, de sublimé et de peptonate. Les résultats par lui obtenu, viennent confirmer ceux fournis récemment par MM. Saikowskys Rosenbach, Heilbronn, Mering, et élucider quelques points incertains. Ces expériences démontrent que le mercure, à haute dose du moins, est capable de produire, par voie hypodermique, des *lésions de l'intestin* tout aussi graves que par l'ingestion gastrique qui exige pour déterminer les mêmes lésions des doses plus fortes. Ces lésions consistent surtout en une forte hypérémie du cœcum et du gros intestin avec plaques ecchymotiques (quelquefois aussi, ecchymoses sur la muqueuse vésicale); elles ont déjà été signalées par les auteurs qui ont étudié l'effet des injections hypodermiques de sublimé.

L'intoxication mercurielle expérimentale, faite à dose suffisante soit par voie gastrique, soit à plus faible dose par voie hypodermique, produit, quand la mort n'est survenue qu'après quelques jours, une accumulation de matières calcaires dans les tubuli du rein, plus ou moins accusée selon les espèces animales. Le processus débute par les tubuli droits de la substance corticale et s'étend ensuite aux tubuli contorti en ménageant la substance médullaire. Cette lésion avait d'abord été constatée par M. Saikowsky dans ses expériences avec le calomel, le sublimé, les iodures de mercure.

Plusieurs auteurs avaient déjà anciennement, avec Astley Cooper,

plus ou moins rapide, selon les idiosyncrasies ou des causes prédisposantes locales (carie, tabac, etc.), salivation, catarrhe intestinal, diarrhée. — Les mercuriaux amènent souvent un ralentissement notable de la circulation et un abaissement de la température. La fièvre mercurielle serait plutôt le résultat des irritations locales déterminées par ces préparations (Barrallier.)

Mercurialisme chronique. — Selon M. Kussmaul, le mercure est un poison cérébral ; un des phénomènes les plus constants serait l'état de timidité et de perplexité où se trouvent les individus mercurialisés ; chute des dents, atrophie des gencives, inflammations chroniques de la bouche et du pharynx, induration des glandes salivaires et des ganglions cervicaux, catarrhe gastrique, douleurs dans les membres, excitabilité du système nerveux, insomnie, vertiges, tremblements, affaiblissement de la mémoire ; souvent amaigrissement ; névralgies dentaires, céphalalgie, dyspnée, fourmillement, anesthésie et analgésie.

Le mercure, à dose thérapeutique, n'aurait pas d'influence appréciable sur la production de l'urée ;

Kussmaul et d'autres, accusé les préparations mercurielles de provoquer des altérations osseuses. Voir entre autres l'histoire du chien du peintre décorateur Ballantyne, de Carruber's Close dans les *Leçons cliniques* de J. H. Bennett, trad. franç., t. II. p. 670, 1873 (fig. 572, 573, 574). Quelques auteurs modernes (Heilbronn, Mering, etc.) ont aussi signalé des altérations des os, mais sans les rapprocher de l'altération rénale. Dans l'expérience XII de M. Prévost on voit qu'une injection hypodermique de 2 gr. 50 centigr. de peptonate de mercure, déjà ancien et un peu précipité contenant 25 milligr de sublimé causa la mort en trois jours (diarrhée intense pendant les deux premiers jours); à l'autopsie, outre une calcification intense des reins, M. Prévost trouva sur les os les signes manifestes d'une décalcification qui avait rendu les épiphyses des os longs mobiles sur leurs diaphyses.

on admet généralement que l'administration prolongée des mercuriaux donne lieu à de l'hypoglobulinie.

M. Luton (1880) a injecté le « *mercure à l'état massif* : deux à trois gouttes dans le tissu cellulaire de la face dorsale de l'avant-bras ; il en résultait une induration assez persistante, et même parfois un petit abcès, l'absorption se faisait néanmoins ». Plus tard, il employa le *mercure émulsionné* avec la glycérine (agitation vive et longue de deux à trois gouttes de mercure liquide avec un gramme de glycérine ; le tout injecté sous la peau de la hanche en arrière du grand trochanter). « Le mercure, ainsi traité, prend l'aspect d'une véritable poussière métallique grisâtre ; cela exige une canule d'un assez grand diamètre pour pouvoir s'écouler sans trop de difficultés. » Il est nécessaire de ne se servir que d'aiguilles en acier et d'une seringue dont les montures ne soient pas attaquables par le mercure (seringues en caoutchouc durci). Cette sorte d'injection ne causerait qu'une irritation locale modérée, mais suivie d'une induration persistante. M. Luton prétend que l'avantage de ce procédé réside en ce que « le malade emporte avec lui son remède emmagasiné ». Si la dose a été suffisante, il n'y a pas lieu de renouveler l'injection, cependant M. Luton admet « que la provision puisse être renouvelée, si les accidents n'ont pas entièrement disparu, et surtout si, avant le résultat définitif, l'induration locale n'existe déjà plus. » Il aurait obtenu de bons résultats de cette méthode dans le traitement de syphilis secondaires et tertiaires.

Hunter et Hebra (1864) paraissent être les premiers qui aient employé hypodermiquement une solution de *sublimé* [1] (6 centigr. sur 4 gr. et 15 gr.

1 MM. Scarenzio (1864), Ambrosoli, Riccordi, Monte-Forte, Casati (1867), Max van Mons, Sigmund ; Soresina (de Milan), Berlarelli

d'eau) ; en 1866, M. Barclay-Hill en Angleterre en fit usage de même en injections sous-cutanées, sous forme de *chlorure mercurique* ; puis vinrent MM. Walker et Th. James (1869), Call Anderson (1870). M. Lewin (de Berlin) (1867-1876) eut le mérite de vulgariser ce mode d'emploi du bichlorure de mercure :

Sublimé corrosif......	0 gr. 20 centigr.
Eau distillée.........	30 gr.

M. Lewin injectait 75 centigr. de cette solution à laquelle il ajoutait parfois de la morphine et de la glycérine. Il n'aurait observé que peu d'accidents locaux produits par cette solution (2 à 3 abcès pour 100). MM. Richter, Bœse, Klemm, Derblich, Wiederhoffer, Eulenburg (solution aqueuse 24 centigr. sur 15), Rosenthal (solution avec eau et glycérine) auraient employé avec succès la méthode de Lewin [1].

En France, Liégeois préconisa à son tour les injections hypodermiques de sublimé dans le trai-

(1879), etc., ont fait usage des injections de *Calomel* (voir ce mot). Ces injections étaient encore dernièrement (1879) employées uniquement, et de préférence, en Italie, au grand hôpital de Milan.

1. Cette méthode de traitement de la syphilis fut encore appliquée avec des succès divers dès son origine par MM. Hardy, Diday (douleur, abcès, escarres), Walker, Taylor, Hansen, H. Zeissl (sublimé, 1 gr., glycérine pure, 70 gr., eau distillée, 20 gr.). MM. Merscheim, Grünfeld (à la clinique de Sigmund), Stohr (dans le service de Bamberger), ce dernier surtout, combattirent la méthode de Lewin. Stohr, outre les accidents locaux mentionnés par les auteurs, signale de l'affaiblissement, des accès fébriles et parfois de la diarrhée. En 1869, MM. Uhlmann, A. Rosenthal (de Magdebourg), Fournier et Kolner, vinrent corroborer les assertions de Stohr. M. Paikert a employé la méthode de Lewin sans observer un seul accident (5,000 injections); la seringue dont il se sert contient 1 gr. de la solution; Ædmaason, de même, n'a pas eu un seul abcès.

tement de la syphilis ; il usait de la solution suivante :

Sublimé corrosif.	0 gr. 20 cent.
Eau distillée.....	70 gr.
Glycérine	30 gr.

Deux injections d'un gr. par jour dans la région du dos. Sur 25,000 injections, il n'aurait observé que trois abcès. Parfois Liégeois modifiait ainsi sa formule :

Sublimé corrosif.....	0 gr. 20 centigr.
Eau distillée....	100 gr.
Chlorhydrate de morphine....	0 gr. 10 centigr.

MM. Piquand (1868), Gubler, Léon Labbé, Marc Sée, Simonet, Müller et Pouillet, Spillmann, Hardy, Galezowsky, Giraud-Teulon, Tillaux, Diday, Dron [1], H. Bernard (1871), Le Moaligou (1873), à la suite de Liégeois, expérimentèrent, avec plus ou moins de succès, les solutions proposées par cet auteur.

M. Bergh (de Stockolm) n'aurait jamais vu d'accidents ni d'abcès à la suite des injections sous-cutanées de sublimé, ce qu'il attribue au massage méthodique de la boule d'injection aussitôt après sa production. Il recommande de faire les injections dans des parties abondamment pourvues du tissu cellulaire (dos, épaules). M. Shoemaker emploie une solution de sublimé (une partie pour 100 d'eau distillée). Il recommande de se servir de canules en or.

M. Staub (Strasbourg, 1872), dans le service de

1. La solution usitée par MM. Diday et Dron ne différait que peu de la première solution de Liégeois.

2. *The treatment of syphilis with subcutaneous sublimate injections.* Philadelphia, 1882.

Schützenberger [1], administra hypodermiquement le sublimé à l'état de solution chloro-albumineuse, déjà expérimentée par M. Lewin.

1°	Bichlorure de mercure.......	1 gr. 25 centigr.
	Chlorure ammonique.........	1 gr. 25 centigr.
	Chlorure de sodium.........	4 gr. 25 centigr.
	Eau distillée..............	125 gr.
2°	Blanc d'œuf................	n° 1.
	Eau distillée..............	q. s.
	Pour faire 125 gr. de solution.	

Mêlez les deux liqueurs et filtrez. — 1 gr. contient 5 milligr. de sel. MM. Marc Sée et Monu, Cotte, etc., essayèrent cette solution : elle serait instable, douloureuse, et susceptible de provoquer des abcès et des escarres, au dire de MM. Le Moaligou, M. Sée et Grünfeld ; la solution de sublimé dans la glycérine est préférée par quelques auteurs. En Italie, d'Ancona (1876) fit usage de la solution chloro-albumineuse.

Perchlorure de mercure.	1 gr.
Chlorure de sodium pur.	6 gr.
Eau distillée...........	100 gr.

BAMBERGER.

Faites la solution, broyez dans un mortier de porcelaine et filtrez.

M. Van den Corput (de Bruxelles) a proposé une autre solution :

Deutochlorure de mercure.....	0 gr. 10 centigr.
Chlorure de sodium...........	1 gr.
Eau distillée................	45 gr.

1. La composition de cette solution, préconisée par M. Mialhe, est basée sur l'idée que le bichlorure de mercure dissous, arrivant au contact des tissus vivants, précipite leur albumine et cause ainsi et la douleur et les accidents locaux consécutifs, qu'en le combinant préalablement à l'albumine son absorption s'opère sans altération des tissus.

4 ou 5 gouttes deux fois par jour.

Les formules de M. Stern [1], formules qui furent assez répandues à une époque rapprochée (1878) ne diffèrent que peu de la précédente ; elles sont légèrement plus concentrées. MM. Rechtvall (1878. 2,937 injections, 8/17 0/0 d'abcès), Jarmay (1878). MM. Reder et Gschirhakl ont préconisé l'emploi du sublimé associé au chlorure de sodium. — M. Auspitz se servait de la solution ci-après :

Bichlorure de mercure...	1 gr.
Chlorure de sodium.... .	2 gr. [2]
Eau distillée.......... .	100 gr.

M. Plevani (1885) ajoute au sublimé du chlorhydrate de cocaïne pour rendre l'injection indolore et du chlorure de sodium pour empêcher la précipitation qui se produit sans cela sous forme de chlorure double de mercure et de cocaïne insoluble.

Bichlorure de mercure ..	0 gr. 30 centigr.
Chlorhydrate de cocaïne.	ãã 0 gr. 10 centigr.
Chlorure de sodium....	ãã 0 gr. 10 centigr.
Eau distillée...........	30 gr.

M. A. Martin administra le biiodure de mercure en injections sous-cutanées.

Biiodure de mercure [3]..........	0 gr. 4 centigr.
Eau distillée	1 gr.

Aqua dist.	20 gr.
Hydargyrum bicloratum corrosiv.	0 gr. 20 centigr.
Atropium sulphuricum........	0 gr. 03 centigr.

LETAMENDI.

1. Voir ces formules dans *Berl. klin. Wochenschr.*, 1878, 4 fév., et *Annales de dermatologie*, t. X, n° 5 et 6, 1879.

2. C'est cette solution dont fait usage M. Abadie dans la kératite interstitielle (*Gazette médicale de Paris*, 3 mai 1884) et Leleu. *De la kératite interstitielle et de son traitement par les injections de bichlorure de mercure*, thèse de Paris, avril 1884); — il l'emploie à la dose d'une demie seringue chez les enfants, d'une seringue chez les adultes ; l'injection doit être poussée profondément pour éviter tout accident.

3. On le mélange à l'iodure de potassium parties égales afin de le rendre soluble ; on produit ainsi un iodure de mercure et de potassium.

10 gouttes. — Cette solution ne serait pas irritante.

Biiodure de mercure ou de potassium. 0 gr. 40 centigr.
Chlorydrate de morphine . . . . . . 0 gr. 05 —
Eau distillée . . . . 10 gr.

10 gouttes tous les deux jours.

Biiodure de mercure. . . 0 gr. 03 centigr.
Iodure de potassium. . . q. s.
Pour dissoudre dans :
Eau distillée . . . . . . 2 gr.

RAGAZZONI.

Iodure double de mercure et de morphine. 0 gr. 50 centigr.
Eau distillée . . . . 20 gr.

Injectez 5 à 10 gouttes par jour.

Iodure de potassium. 4 gr.
Biiodure de mercure. 0 gr. 48 centigr.
Eau distillée . . . 90 gr.

M. Bricheteau a conseillé l'emploi de l'*iodure double de mercure et de sodium*.

Iodure double de mercure et de sodium. 1 gr. 50 centigr.
Eau distillée. . . . . 100 gr.

Chaque gramme, soit 20 gouttes, contient 15 milligr. de sel. — 10, puis 20 gouttes tous les deux jours.

La solution suivante n'exercerait aucune action locale, serait absorbée rapidement et ne coagulerait pas l'albumine.

Biiodure de mercure. . . 1 gr.
Iodure de potassium. . . 1 —
Phosph. tribasique de soude. 2 —
Eau distillée pour. . . . 50 cent. cubes.

YVON.

M. Cullingworth[1] (1875) fit usage du *bicyanure de mercure* en solution dans la glycérine et l'eau distillée. MM. Sigmund, Kroworzinski (1876) l'employèrent ensuite en solution aqueuse :

Bicyanure de mercure.	0 gr. 30 centigr.
Eau distillée	35 gr.

70 centigr. de la solution par jour. — M. Cullingworth prétend qu'elle ne cause pas de douleur ; ajoutons, toutefois, qu'il note une infiltration du tissu cellulaire persistant une semaine. — M. Mandelbaum (1878) a usé d'une solution de 18 centigr. sur 20 gr. (douleur très légère durant au plus une heure). — MM. Galezowsky[2] et Despagnet injectaient 5 gouttes de la solution :

Cyanure de mercure.	0 gr. 10 centigr.
Eau distillée . . .	20 gr.

Selon M. Lagelouze, la dose donnée par ces auteurs produirait de la diarrhée, des vertiges, des étourdissements.

M. Galezowsky a essayé de substituer aux injections hypodermiques de cyanure de mercure, qui au delà de 5 à 10 milligr. produisent une diarrhée incoercible, celles des *cyanures doubles d'or et de potassium, d'argent et de potassium*, de *platine* et *de potassium*.

Cyanure d'or et de potassium.	0 gr. 20 cent.
Eau distillée.	10 gr.

Une goutte de cette solution contient un milligr.

1. Cet auteur avait d'abord administré la solution de Staub sans observer d'abcès, mais elle était douloureuse et se décomposait facilement.

2. *Gazette des Hôpitaux*, n. 44, 1883.

de sel. La dose adoptée est de 20 à 30 milligr. ; la tolérance serait parfaite.

Le *cyanate de mercure* serait très recommandable pour les injections hypodermiques (Schütz[1], Prochorow[2]) ; il est soluble dans 13 parties d'eau, de réaction neutre, sans effet sur l'albumine, ni sur le métal des seringues, très stable, si la solution est conservée à l'abri de la lumière. Il s'injecte à la dose de 5 milligr. à 1 centigr. (sol. 2 0/0). (Dose maxima : 3 centigr.) ; les injections seraient moins douloureuses que celles de sublimé (Durée : 2 heures).

« Deux solutions ont été préconisées à Vienne : l'*albuminate* (Bichlorure d'hydrargyre 30 centigr. ; solution albumineuse 40 gr. — Bamberger) et le *peptonate de mercure*[3]. L'albuminate est d'une préparation difficile, et il ne se conserve pas longtemps sans se troubler ; or il est essentiel d'injecter une solution parfaitement claire. M. Bamberger a fait tout récemment des essais avec les peptones que l'on prépare en grande quantité en Angleterre pour l'alimentation des convalescents, et il a pleinement réussi. Les deux inconvénients auxquels on se heurtait avec l'albumine ont disparu avec les peptones ; celles-ci sont très solubles dans l'eau, très faciles à filtrer, la solution n'a aucune tendance à se troubler, et elle n'est précipitée ni par la chaleur, ni par les alcalis, ni par les acides. »

« La *peptone de viande*, dont s'est servi M. Bamberger est préparée à Londres (Stephen Darby, Seadenhallstreet, 140) ; la préparation du peptonate

1. Schütz. — *D. med. Woch.* 1883, p. 215.

2. Prochorow. — Ref. in *St-Petersb. Med. Woch.*, 1885, p. 83 et *Centralblatt f. Chirurgie*, 1885, p. 373.

3. Selon M. Galezowski, le peptonate mercurique ammonique, qu'il a expérimenté avec M. Fournier, n'a pas montré plus de valeur

est très facile ; on fait une solution de sublimé dans l'eau à 5 p. 100, et une solution de chlorure de sodium à 20 p. 100 ; on dissout 1 gramme de peptone de viande dans 50 centimètres cubes d'eau distillée et on filtre ; on ajoute à cette liqueur filtrée 20 centimètres cubes de la solution de sublimé à 5 p. 100 et on dissout le précipité qui se forme avec la quantité nécessaire (environ 15 à 16 centimètres cubes) de la solution de chlorure de sodium. On verse alors la liqueur dans un verre cylindrique gradué et on ajoute de l'eau distillée jusqu'à atteindre 100 centimètres cubes. Préparée de cette façon, la liqueur est à 1 pour 100, autrement dit chaque centimètre cube contient 1 centigramme de mercure en combinaison avec la peptone ; on couvre le vase, on laisse la liqueur reposer pendant quelques jours ; il s'en sépare une petite quantité de précipité floconneux blanchâtre, peut-être de l'albumine, contenue encore dans la peptone) ; on filtre et la liqueur est préparée. Cette solution se conserve parfaitement claire trois mois au moins ; c'est de cette solution que nous avons vu se servir à l'hôpital de Vienne. Il est certain que l'on rencontre ici encore (de même que cela arrive pour les injections sous-cutanées de morphine) des malades dont l'appréhension et la susceptibilité sont telles qu'elles obligent à renoncer à la médication ; toutefois ces cas sont très rares, l'immense majorité des malades supportent les injections sans la moindre peine. Les expériences faites par les professeurs Bamberger, Zeissl et Neumann sont d'accord dans leur résultat ; le peptonate de mercure cause une réaction beaucoup moindre qu'aucun agent ; cette réaction consiste uniquement en une douleur modérée au point injecté, si bien qu'elle peut n'être envisagée que comme causée exclusivement par la séparation traumatique du tissu cellulaire sous-cutané ;

aussi Bamberger recommande-t-il d'injecter lentement et de diviser la liqueur injectée par une pression modérée sur la peau et par des frictions [1]. »

Les solutions de peptonate de mercure ont depuis été employées par de nombreux auteurs : Paulcke (de Leipzig), Friedländer (de Berlin), Neumann, Rotter, Petersen, Oberländer.

Le sublimé injecté à très petites doses, à l'état d'albuminate ou de peptonate ne donne pas lieu à la moindre irritation locale, pourvu que la solution ait été filtrée avec le plus grand soin et soit parfaitement limpide (Nothnagel et Rossbach).

M. Terrillon [2] (1880) s'est servi à Lourcine du *peptonate mercurique* (de Bamberger), et de la solution de M. Yvon [3], avec avantage. Il insiste sur le choix de l'instrument dont les armatures doivent être en caoutchouc vulcanisé. L'injection faite profondément et lentement (peau du dos, des jambes, des fesses) et en des points différents, n'est pas douloureuse et ne produit pas de nodosités inflammatoires ni d'abcès (parfois quelques indurations indolentes).

M. Delpech, pharmacien, prépara pour M. Martineau une peptone mercurique dont un gramme représentait 25 centigr. de sublimé (bichlorure de mer-

1. Dupré. *La chirurgie et le pansement antiseptique en Allemagne et en Angleterre*. Paris, 1870. p. 135.

2. *Bulletin de thérap.*, 15 août, 30 sept., 1880.

3. M. Yvon, partant de cette idée théorique que la solution mercurielle doit non seulement ne pas exercer d'action locale, mais aussi ne pas coaguler l'albumine pour être absorbée le plus rapidement possible, a préparé le liquide suivant qui réaliserait ces conditions :

Biiodure de mercure . . .	1	gr.
Iodure de potassium. . . .	1	—
Phosphate de soude tribasique.	2	—
Eau distillée	50	c. cubes.

cure 10 gr., peptone sèche (de Catillon) 15 gr.), chlorure d'ammonium 15 gr.); la solution pour injections hypodermiques était ainsi formulée :

Peptone mercurique ammonique.	0 gr.	40 centigr.
Eau distillée	30	—

5 milligr. de sublimé par seringue contenant 1 gr. 20. Cette solution se conserve pendant quelques jours ; la solution suivante est plus stable :

Peptone mercurique ammonique.	0 gr.	40 centigr.
Eau distillée	25	—
Glycérine neutre.	6	—

Enfin la solution ci-dessous serait tout à fait stable :

Peptone mercurique ammonique.	0 gr.	40 centigr.
Glycérine neutre.	30	—

En dernier lieu M. Martineau a administré hypodermiquement des solutions plus concentrées, préparées par M. Delpech et ainsi composées :

Peptone en poudre de Catillon. . .	9 gr.
Chlorure d'ammonium pur	9 —
Sublimé corrosif.	6 —
	24 gr.

On dissout cette peptone mercurique :

Glycérine pure. .	72 gr.
Eau distillée . .	24 —

5 grammes de cette solution filtrée contiennent 25 centigr. de sublimé, qui, étendus de 25 gr. d'eau distillée, donnent une solution hypodermique renfermant exactement par seringue de 1 gramme 20, 10 milligrammes de sublimé[1].

1. Nous avons employé cette solution chez deux enfants ; nous n'avons noté que des indurations passagères.

M. Besnier emploie depuis 1881 à l'hôpital Saint-Louis la formule suivante :

Peptone sèche (de Catillon). . . .	9	gr.
Chlorure d'ammonium	9	—
Protochlorure d'Hydrargyre. . . .	6	— à 12 gr.
Eau distillée	24	—
Glycérine.	72	—

La seringue de Pravaz soit 20 gouttes contient 10 milligr. à 20 milligr. de protochlorure. L'injection est faite dans les muscles de la masse sacro-lombaire et fessière (six injections par semaine en débutant par une demi-seringue).

Citons encore la solution de *peptonate de mercure* préparée par M. O. Kaspar [1].

M. Wolf (de Strasbourg) se sert pour les injections hypodermiques d'une solution qui ne se prépare qu'au moment même de s'en servir. On prépare d'avance trois solutions ainsi composées : 1° Carbonate de soude sec 1 gr. 50 pour 100 d'eau distillée ; 2° sublimé 3 gr. 75 p. 100 ; 3° glygocolle 2 gr. 50 p. 100. La glygocolle peut être remplacée par l'Asparagine, l'alcanine ou la sarcosine), les solutions peuvent se conserver indéfiniment ; on les mêle en parties égales au moment de s'en servir et on injecte une seringue entière de ce mélange (seringue avec canule platinée intérieurement) ; chaque seringue contient exactement 1 centigr. d'oxyde de mercure (Congrès international de Copenhague).

M. Liebreich, puis M. Zeissl (*Wien. med. Presse*, fév. 1883) administrèrent hypodermiquement le *formiamidate soluble de mercure*. Ce nouveau composé serait très fixe, ne coagulerait pas l'albumine ; le mercure apparaît très rapidement dans les urines. Liebreich en a retiré de bons effets dans la syphilis

1. *Revue médicale de la Suisse romande*, 1881, p. 352 et p. 617.

(injections de 1/2 à 1 centim. cube d'une solution à 1 p. 100. (*Deutsche med. Zeitung*, 1882, n° 50 et *Viertel Jahresschrift f. Dermatologie und Syphilis*, 1884, II, 3 et 4. — M. Carl Kopp[1] l'a aussi utilisé dans 126 cas (3000 injections); il en rejette l'emploi dans les formes graves de la syphilis, à cause de l'élimination rapide du formiamidate. Il croit qu'il ne peut être employé avec avantage que dans les formes légères; les récidives sont fréquentes, et l'on devrait lui préférer les mercuriaux à l'intérieur, par exemple le tannate oxydulé d'hydrargyre de Lustgarten.

M. S. Rossa (*orv. hétil.* 1873, n° 12)[2], après avoir administré le formiamide de mercure à un certain nombre de malades du service de M. Hochhalt (de Pesth) conclut que ce médicament est sans action quand il est donné à l'intérieur, et que par voie hypodermique il est extrêmement irritant; que du reste ses effets sont inférieurs à ceux des autres mercuriaux.

M. Lavolotski (de Moscou) les a employées sur un certain nombre de syphilitiques (25) sans avoir d'accidents locaux (légère douleur) selon cet auteur le formiamidate serait préférable au sublimé; ses effets sont analogues à celui-ci; l'irritation locale est moindre.

Le *Glygocolate de mercure* est encore employé en injections hypodermiques (Streitz); il se prépare en dissolvant 1 gr. 25 d'acide glygocolique dans quelques grammes d'eau distillée, auxquels on ajoute 50 cent. d'oxyde de mercure. Après filtration, on ajoute de l'eau distillée de façon à obtenir 50 à 100 gr. selon que la solution doit être à 1| ou à 1|2100.

1. Carl Kopp. *Ueber die Behandlung der Syphilis mit subcu tanen Injectionen von Hydrargyrum formiamidatum* (*Liebreich*) *at Vierteljahresschrift f. Dermat. und syphilis*; 1885.

2. *Syphilis-Behandlung mit einer Lösung von Formiamidum hydrargyrutum* (*Allg. Wien. med. Zeitung*, 10 avril 1883).

Le formiamidate de mercure a été employé avec avantage hypodermiquement d'une façon régulière à la clinique de M. Neisser (de Breslau) dans plus de 200 cas de syphilis. Les injections faites dans les muscles de la fesse sont pratiquées avec lenteur et l'emplacement est ensuite soumis à un massage régulier [1].

M. *Bockhardt* [2] a préconisé tout récemment une nouvelle préparation. Du sérum de sang de cheval, mouton ou bœuf est stérilisé par le procédé de Koch et filtré. On prend 40 gr. de sérum dont on précipite l'albumine par une solution chaude (à 50°) de 3 gr. de sublimé dans 30 gr. d'eau distillée. Ce précipité d'albuminate de mercure est alors dissous par une solution de chlorure de sodium (7 gr. pour 20 gr.). — On ajoute enfin une quantité d'eau distillée suffisante pour arriver à 200 gr. — Chaque gramme de cette solution à 1 1/2 0/0 contient 0 gr. 15 de sublimé associé à l'albumine. De réaction neutre, elle est très stable si on a soin de la conserver dans un flacon noir et dans un lieu frais. — L'auteur l'a utilisée dans 23 cas (505 injections) ; il pratique tous les jours ou tous les deux jours une injection de 7 divisions de la seringue de Pravaz, soit un centig. de sublimé. Il suffisait de 3 à 5 injections pour faire disparaître les exanthèmes maculeux, de 8 à 15 injections pour les éruptions papuleuses y compris le psoriasis palmaire, de 8 à 12 pour les plaques muqueuses des organes génitaux, de l'anus, de la bouche, etc. Les injections ne sont pas douloureuses et sont faites sur la peau du dos, des fesses et de la cuisse ; il n'y aurait jamais de réaction locale. Le

1. Kopp. — *Ueber die Behandlung der Syphilis mit subcutanen Injectionen von Hydrargyrum Formiamidatum (Liebreich)* ; (*Vierteljahresschrift fur Dermatologie und Syphilis.* 1885, II. 1).

2. Bockhardt. — *Blutserumquecksilber, ein neues präparat zur Injections-Behandlung der Syphilis (Monatsheft f. prakt. Dermatologie).*

mercure est constaté dans l'urine 48 heures après le début du traitement, et pendant les 11 semaines qui suivent la dernière injection.

L'association de l'*urée* au sublimé serait, selon Schütz [1], une excellente préparation pour les injections hypodermiques. Ce composé se dissoudrait facilement dans l'eau, ne précipiterait pas l'albumine, ne produirait ni douleur, ni accidents locaux. On l'obtient de la façon suivante : un gramme de sublimé est dissous dans 100 gr. d'eau distillée chaude et on y ajoute, lors du refroidissement de la solution, 50 centigr. d'urée chimiquement pure.

On peut aussi employer les disques de Savory et Moore qui contiennent 4 milligr. de sublimé.

Les injections sous-cutanées de sels de mercure ont aussi été utilisées dans le traitement de la diphtérie (Hugo Schulz, 1883).

Nous omettons volontairement de parler des injections hypodermiques parenchymateuses de sublimé pratiquées contre le charbon (Bienfait), l'éléphantiasis des Grecs, etc. (Luton, Dominguez, Rigaud, etc.).

Morphine et ses sels

La *morphine* est presque insoluble dans l'eau, très peu soluble dans l'alcool, l'éther, le chloroforme, la glycérine (0,45 p. 100), insoluble dans les huiles essentielles.

Le *chlorhydrate de morphine* est soluble dans 16 à 25 parties d'eau, dans l'alcool (50 parties), dans la glycérine (20/100). 100 gr. de sel renferment 75 gr. 9 de morphine. Le *sulfate de morphine* est soluble dans l'eau, mais à un degré moindre que le chlorhydrate [2]

1. Schütz. — *D. med. Woch.*, 1885, p. 215.

2. Selon MM. Eulenburg, Schivardi, il serait au contraire plus soluble (1/10).

dans la glycérine. Il renfermait 76/100 d'alcaloïde. Le *nitrate de morphine* est très soluble dans l'eau (une fois et demie son poids). L'*acétate de morphine* est soluble dans l'eau (dans 24 parties d'eau acidulée) et dans l'alcool, mais il est peu stable ; il contient 86 0/0 d'alcaloïde. Le *tartrate de morphine* est très soluble dans l'eau et l'alcool (E. Stuart. 1879); selon cet auteur qui l'a préconisé en injections sous-cutanées, il serait inoffensif pour le tissu cellulaire et ne s'altérerait pas en solution aqueuse. Le *méconate de morphine* est actuellement complètement inusité.

Principaux effets physiologiques. — *A doses thérapeutiques* : somnolence [1] ; affaissement musculaire ; troubles sensoriels ; rétrécissement de la pupille ; torpeur cérébrale ; diminution de la sensibilité et de la contractibilité musculaire coïncidant avec une exagération de l'excitabilité réflexe [2] ; augmentation de la soif ; sécheresse de la bouche et de la gorge ; diminution de l'appétit et des aptitudes digestives de l'estomac ; constipation ; nausées ou vomissements, sueurs plus ou moins copieuses, démangeaisons, réveil pénible.

A doses plus élevées [3], il y a un enchaînement plus ou moins complet de l'intelligence et du mouvement; un sommeil comateux ; le pouls est lent ou d'une fréquence insolite ; la respiration est irrégulière et

1. A petites doses, et même à doses assez élevées, la période de prostration est précédée d'une période d'excitation très courte si les doses sont élevées : insomnie, agitation, hallucinations ; élévation de la pression sanguine et de la température ; accélération des mouvements du cœur.

2. La moelle épinière ne subit l'atteinte de la morphine qu'après le cerveau.

3. Nous avons fait, pour la partie physiologique, de nombreux emprunts à l'article de M. Fonssagrives, du *Dictionnaire encyclopédique* auquel nous renvoyons pour plus de détails ainsi qu'au *Traité de thérapeutique* de MM. Nothnagel et Rossbach, trad. française par Alquier, 1880.

descend quelquefois à 8 ou 10 inspirations par minute ; les muqueuses sont cyanosées ; la face très pâle se recouvre de plaques violettes ; la température s'abaisse et la mort survient par asphyxie, souvent au milieu de convulsions cloniques et toniques [1].

L'opium [2] a une action stimulante cardio-vasculaire beaucoup plus marquée que celle de la morphine ; il élève le pouls, augmente l'ampleur de ses pulsations et en même temps excite, par une action des plus apparentes, la fonction calorigénésique.

Morphinisme [3] : sécheresse de la bouche ; soif ; nausées, vomissements, le plus souvent constipation, parfois dyspnée, palpitations ; mixtion rare et difficile ; albuminurie ; impuissance ; aménorrhée ; insomnie, hallucinations ; humeur inconstante ; hyperesthésies ; névralgies ; tremblement des mains ; physionomie égarée, sensiblerie ; éruptions diverses, pertes de l'appétit ; production facile d'abcès ; amaigrissement. Ces accidents s'accentuent encore par l'interruption subite de la morphine [4].

L'action combinée de la *morphine* et du *chloroforme* a été constatée presque simultanément par MM. Neubaum et Cl. Bernard. La morphine donnée avant le

1. L'action locale de la morphine injectée hypodermiquement quoique ne paraissant pas douteuse, est encore controversée.

2. Les phénomènes hypnotiques de l'opium s'expliqueraient, selon beaucoup d'auteurs, par la congestion statique des méninges et de la substance cérébrale ; aussi l'a-t-on proposé, ainsi que ses dérivés, pour combattre l'anémie cérébrale (insuffisance aortique, etc.).

3. Lewinstein. — *Die Morphiumsucht, eine Monographie nach eignen Beobachtungen*, Berlin, 1877 ; — Dalbaune, thèse de Paris, 1877.

4. M. Luton, comme cela est pratiqué par plusieurs médecins et dans certains hôpitaux spéciaux (New-York), est pour la cessation brusque de la pratique des injections ; outre une hygiène appropriée il propose la noix vomique ou ses préparations et ses dérivés, au même titre, contre le morphinisme que contre l'alcoolisme (Voy. aussi Bourneville et Regnard, *Iconogr. phot. de la Salpêtrière*, t. III, p. 93).

chloroforme amène une résolution musculaire profonde ; donnée après, elle prolonge l'anesthésie chloroformique. De nombreux chirurgiens l'emploient avec avantage associée à l'atropine avant l'anesthésie (Voir ATROPINE).

Le tableau ci-dessous permet de se rendre compte rapidement du rang occupé par les principaux alcaloïdes de l'opium sous le rapport hypnotique, convulsivant et toxique.

Action hypnotique : 1° narcéine [1], 2° morphine, 3° codéine [2].

Action tétanique : 1° thébaïne, 2° papavérine, 3° narcotine, 4° codéine, 5° morphine, 6° narcéine.

Action toxique : 1° thébaïne, 2° codéine, 3° papavérine, 4° narcéine, 5° morphine, 6° narcotine.

De tous les animaux, l'homme est de beaucoup le plus sensible à l'action de la morphine ; aussi faut-il bien se garder, ici, plus que pour tout autre agent, de conclure des effets produits chez les autres animaux à ceux pouvant être produits chez lui. De plus, chez l'homme et les animaux, ses effets sont très variables suivant les individus, l'âge, etc. Les enfants, par exemple, sont excessivement sensibles à l'action de la morphine. La dose mortelle pour des individus non habitués varie dans des limites très étendues ; aussi ne faut-il débuter que par des doses très petites (un milligr. par ex.) et ne les élever que progressivement. La morphine *s'élimine* assez vite par les reins. Quant à l'*antagonisme* entre l'opium et ses dérivés avec l'atropine et la daturine, il est problé-

1. M. Fronmüller et quelques autres auteurs ne lui attribuent que des effets hypnotiques peu marqués. Chez l'homme (Rabuteau), elle serait moins soporifique que la morphine.

2. M. Rabuteau, contrairement à l'opinion émise par M. Bouchut, la considère comme très peu soporifique et analgésique ; elle ne serait pas anexosmotique ; chez l'homme elle ne paraît être toxique qu'à des doses supérieures à 15 centigr.

matique. — *Effets locaux :* Nuls, quand l'injection est bien faite.

C'est Rynd, le premier, qui a administré hypodermiquement la morphine (avec la créosote comme véhicule), puis Wood, Béhier, etc. — Les *solutions* de chlorhydrate de morphine dans l'eau se troublent rapidement, s'altèrent (apomorphine), et deviennent irritantes. On a proposé, pour obvier à ces inconvénients, l'emploi, comme véhicule, de l'eau de laurier-cerise [1], l'eau distillée d'*eucalyptus globulus* (Gubler), de menthe et de cannelle (Delioux de Savignac), la glycérine, l'alcool, un mélange de glycérine, d'alcool et d'eau (Adrian et C. Paul) ; l'eau distillée d'ulmaire (Patrouillard), le chloral (Vidal), une solution d'acide salicylique aux deux millièmes (Limousin, Keyes, etc.) d'acide phénique (Siedge, etc.) En tous cas, quel que soit le *véhicule* choisi, nous pensons qu'il est préférable de se servir d'une solution au 100e ou même au 200e [2].

Chlorhydrate de morphine. . . .	0 gr. 50 centigr. à 1 gr.
Eau distillée	100 à 200 gr.

Soit par 20 gouttes ou un gr., un demi-centig. à un centigr. de sel.

Chlorhydrate de morphine.	0 gr. 20 centigr.
Chloral.	0 gr. 40 —
Eau distillée	10 gr.

M. Vidal ayant reconnu que cette solution était douloureuse a réduit la proportion du chloral à 5 centig.

Chlorhydrate de morphine.	1 gr.
Eau de laurier-cerise	50 gr.

1. Celle-ci s'oxyderait facilement à l'air, et la solution provoquerait de la douleur ; MM. Lailler et Dujardin Beaumetz n'ont jamais observé d'accidents avec l'eau de laurier-cerise.

2. On peut encore, avec avantage, faire la solution extemporanément.

Soit 2 centig. par gr. ou 20 gouttes de la solution.

Les *disques* de Savory et Moore contiennent 1 centigr. de morphine; ils sont solubles à chaud sans résidu dans quelques gouttes d'eau. Nombre d'auteurs ont démontré les heureux effets de l'association de l'atropine et de la morphine (Voir ATROPINE).

Chlorhydrate de morphine	0 gr. 10 centigr.
Sulfate neutre d'atropine	0 gr. 01 centigr.
Eau de laurier-cerise.	20 gr.

Un gramme (soit 20 gouttes) de cette solution contient 5 milligr. de morphine et un demi-milligr. d'atropine.

Acétate de morphine.	12 grains (75 centigr.).
Acide acétique.	m. i, (1 goutte).
Glycérine	m. v. (v. gouttes).
Eau distillée.	3 ss. (1 once ?).
	NIDER.

Chlorhydrate de morphine. . .	0 gr. 10 centigr.
Hydrolat de menthe.	0 gr.
Alcoolat de menthe	1 gr.
	DELIOUX DE SAVIGNAC.

Sulfate de morphine.	250 grains (18 gr. 64).
Acide salicylique.	8 gr. (0 gr. 50 centigr.).
Eau distillée	16. fl. oz. (384 gr.).
Chauffez l'eau jusqu'à ébullition, filtrez.	
	KEYES (1870).

Sulfate de morphine. . . .	16 gr. (1 gr.).
Eau distillée.	3 i (31 gr.).
	BARTHOLOW.

Mêlez et filtrez.

Sulfate de morphine . .	16 grains (1 gr.).
Sulfate d'atropine	1/3 gr. (15 milligr.).
Glycérine.	3 i (4 gr.).
Acide phénique.	v gtt. (5 gouttes).
Eau distillée.	3 vii (28 gr.)
	SLEDOR.

Mêlez et filtrez.

Méta-antimoniate de potasse. 1 gr.
(Oxyde blanc d'antimoine)
Chlorhydrate de morphine. . 0 gr. 20 centigr.
Eau distillée de laurier-cerise 10 gr.

NAVARRET.

Pour combattre les accès de toux.

Sulfate de morphine. . . 5 gr.
Eau distillée bouillie . . 90 gr.
Acide sulfurique dilué. . 472 mill. cubes.

Acide phénique. . . 1 gr.
Glycérine pure . . . 30 gr.

Filtrer AINSWORTH.

1 centim. cube 18 mill. cubes de la solution contient 5 centigr. de sel de morphine. L'injection est faite dans les masses musculaires ; cette solution produit souvent des abcès.

M. Rusconi a associé la cocaïne à la morphine :

Chlorhydrate de cocaïne. 1 centigr. 1/2 à 3 centigr.
Morphine. . . . . 1 centigr.
Eau distillée. . . . . 2 gr.

L'emploi de la morphine s'est si généralisé et si étendu qu'aujourd'hui on la donne banalement dans presque toutes les maladies [1] et cela à tort et à travers ; on ne saurait trop s'élever contre cet abus ; on ne doit prescrire la morphine et ses préparations

1. Nous ne saurions nous étendre plus longuement sur les propriétés physiologiques et thérapeutiques de la morphine et de ses sels si connus et si employés par tous les médecins ; nous renvoyons, pour plus de détails, sur l'emploi hypodermique de cet alcaloïde au traité spécial de M. Kane (de New-York). *The hypodermic injection of morphia, its history ; advantages and dangers ;* New-York, 1880, vol. de 354 p. ; nous renvoyons, d'autre part, à la thèse de M. A. Denis (Strasbourg, 1868) qui contient un tableau très bien fait des affections traitées par les injections de morphine avec les noms des auteurs qui les ont employées ; ce tableau, maintenant bien incomplet, ne contient pas moins de six pages in-4°.

que dans des cas parfaitement déterminés [1]. On a souvent eu recours aux injections de morphine dans le traitement du choléra. M. Walter Coles (de St-Louis) les préconisait encore en 1883 (morphine avant collapsus, associée à l'atropine pendant la période intermédiaire, atropine seule pendant la période de collapsus).

De tous les alcaloïdes de l'opium la *morphine* et la *narcéine* seraient seuls anexosmostiques ; la première est plus efficace surtout en injections hypodermiques (Béhier, C. Codrescu (1866), Vulpian, Legagneur (1876), etc.)

Musc. — Teinture de musc.

M. Rosenthal aurait eu à s'en louer comme stimulant diffusible dans la période algide du choléra et dans les fièvres typhoïdes adynamiques. M. Rohde se servait d'une solution aqueuse à 1/40 et en injectait selon la gravité des cas de une à trois seringues dans le courant de la journée ; dans la plupart des cas, il s'ensuivait une élévation du pouls et de la température.

Localement, il nota une fois une légère escarre de la peau chez un cholérique, et une autre fois une induration sans abcès. M. Drasche n'obtint que des résultats négatifs dans le traitement du choléra. Depuis, le musc et sa teinture (Vogelsang, éclampsie infantile) ont été employés par un grand nombre d'auteurs. La teinture de musc [2] s'injecte à la dose de 1/2 à 2 seringues.

1. M. A. Renault et surtout M. Huchard ont préconisé l'emploi de la morphine contre la dyspnée quelle qu'en soit la cause.

2. Nous n'entendons parler ici que de la teinture de musc de la pharmacopée germanique, qui comprend pour une partie de musc

Muscarine.

La *muscarine* n'a été employée hypodermiquement que par MM. Ringer et Morshead à la dose de 2 centigr. « Ne pourrait-on, dit M. Prévost [1], conjurer les symptômes toxiques dus à l'atropine par l'injection hypodermique de *muscarine*, de physostigmine ou de pilocarpine à dose moyenne ? » Rappelons que les expériences de M. Prévost prouvent l'antagonisme mutuel entre la muscarine et l'atropine.

N

Napelline.

La *napelline*, déjà signalée par MM. Habschmann et Groves, qui lui donnèrent son nom, est contenue dans les eaux-mères de l'aconitine cristallisée ; elle a été extraite par M. Duquesnel ; c'est un alcaloïde amorphe de l'aconit, de saveur amère et de réaction alcaline ; elle est soluble dans l'eau, l'éther, l'alcool, et moins dans le chloroforme.

« La grande solubilité de notre napelline, disent MM. Duquesnel et Laborde [2], nous a permis de préparer une solution très limpide, se prêtant parfaitement aux injections sous-cutanées. » De leurs expériences ils concluent que les effets de leur napelline

25 parties d'eau et 25 parties d'alcool. Les teintures françaises sont beaucoup plus fortes (1 partie de musc pour 4 (Codex), 10 et 12 d'alcool). — L'utilité du musc est du reste contestable ; ce médicament, d'un prix très élevé, est remplacé facilement par les autres excitants.

1. J.-L. Prévost. — *Antagonisme physiologique* (*Congr. internat. des sciences méd.* : Genève, 1877 ; et *Arch. de physiol.*, 1877, p. 837).

2. *Tribune médicale*, 1881, pp. 472, 499, 520.

montrent : 1° « que les phénomènes par lesquels elle traduit son action sont exactement de même nature et de même forme, au fond, que ceux qui caractérisent les effets physiologiques de l'aconitine cristallisée. (A l'action calmante et analgésiante s'ajouterait une action soporifique); — 2° que l'intensité de cette action est incomparablement moindre que l'intensité des effets de l'aconitine cristallisée. — A la dose d'un gramme chez le chien, MM. Duquesnel et Laborde auraient obtenu des effets toxiques mortels (sans vomissements).

Napelline. . . .	0 gr. 10 centigr.
Eau distillée. .	10 gr.

De 1 à 4 gr. de solution, soit de 1 à 4 centigr. de substance active. — On obtiendrait un effet calmant et soporifique aux doses de 1 à 4 centigr. qui ne serait suivi au réveil d'aucun malaise.

M. J. Voisin l'a injectée hypodermiquement dans plusieurs cas d'épilepsie. Voici sa formule :

Napelline. . . .	1 gr.
Alcool à 90°. . .	43 gr.
Eau distillée. . .	56 gr.

La napelline a été employée dans le service de M. Dumontpallier (névralgie faciale chez une hystérique ; névralgie lombo-sciatique ; douleurs rhumatoïdes et névralgies erratiques) à la dose de 1-3 centigr. (solution 1/20). Nous pensons qu'il y a lieu d'attendre de nouveaux essais avant d'admettre ce prétendu alcaloïde dans la thérapeutique courante. Il en est de ce corps comme de beaucoup d'autres que nous n'avons pas cru devoir passer sous silence ; ils ne peuvent être acceptés qu'après des expériences multipliées.

Narcéine (Chlorhydrate de).

La *narcéine*, presque insoluble dans l'eau, insoluble dans l'éther, est très soluble dans l'alcool. — Le *chlorhydrate* est très soluble dans l'eau. — Le *sulfate* de narcéine n'est pas soluble dans l'eau. — *Doses* : De 10 à 20 et même 40 centigr.

Chlorhydrate de narcéine. . .	0 gr. 20 centigr.
Eau distillée.	10 gr.

de 3, 5 à 7 dixièmes de seringue de Pravaz, voire même une seringue entière, soit 6 milligr. 1 centigr., 14 milligr. jusqu'à 2 centigr. de sel (*Ag. form. des clin. de Vienne*).

M. Rabuteau (1883) recommande les injections de chlorhydrate de narcéine pour obtenir une narcose complète par l'emploi de petites quantités de chloroforme. Selon cet auteur la thébaïne et la papavérine favoriseraient aussi, dans une certaine mesure, la narcose chloroformique.

MM. Béhier, Linné (1865), Erlenmeyer, May Figueira, Reissner, Piedvache, OEttinger, Pétrini, Eulenburg, Fronmüller, Harpprecht, Lubanski, etc., ont donné hypodermiquement soit la narcéine (5 centigr. sur 1 gr.), soit son chlorhydrate. La narcéine ne peut être employée à froid, et son injection est parfois douloureuse, parce qu'on est obligé d'aciduler la solution.

M. Lubanski a proposé de combiner les injections de morphine et de narcéine.

Chlorhydrate de morphine....	1 gr.
Eau distillée.	20 gr.

solution à laquelle on ajouterait de 1 à 2 cent. cubes d'une solution de narcéine de 1 : 10 [1] ; une telle solu-

1. Die Bonität sowie den Nutzen einer solchen combinirten Lösung

tion laisse à désirer tant par sa composition que par son utilité ; si l'on croyait l'utiliser, on devrait se servir d'une solution de chlorhydrate de narcéine qui est soluble.

M. Rabuteau (*Société de Biologie*, 1883) recommande les injections de chlorhydrate de narcéine pour obtenir une narcose complète par l'emploi d'une petite quantité de chloroforme ; — la *thébaïne* et la *papavérine* favoriseraient aussi dans une certaine mesure la narcose chloroformique.

Narcotine.

La *narcotine* est insoluble dans l'eau et les alcalins, soluble dans l'alcool, l'éther et les huiles essentielles. A *faibles doses*, elle produirait des effets narcotiques et soporifiques, et, à doses élevées, des secousses, des convulsions et enfin une paralysie générale et la mort. Il faudrait plus de narcotine que de morphine pour provoquer des effets soporifiques. Toutefois aucun auteur n'est d'accord sur les doses à administrer ; le même désaccord règne au sujet de ses effets physiologiques, c'est ainsi que M. Rabuteau lui dénie toute action analgésique et soporifique. Cet alcaloïde a été administré hypodermiquement par M. Eulenburg (1/15 avec acide chlorhydrique, q. s.). L'injection occasionne une violente cuisson, mais qui disparaît rapidement.

Nicotine.

La *nicotine*, inusitée actuellement en thérapeutique, n'a guère été employée hypodermiquement que par Erlenmeyer dans un cas de tétanos à la dose de

möchte ich bezweifeln (Eulenburg, *Handbuch der allg. Therapie von Ziemssen*, p. 82).

1 milligr. sans accident local ; il en aurait obtenu un bon résultat.

Nicotine. . . .	0 gr. 03 centigr.
Eau distillée. .	7 gr. 50 centigr.

Nitrate d'argent (Voir Argent.)

Nitrate de vératrine (Voir Vératrine.)

Nitrite d'amyle.

Le *nitrite d'amyle* a surtout été employé en inhalations ; en injections hypodermiques, il donnerait des résultats irréguliers (Amez-Droz.). Les doses injectées sous la peau ont été de 1 à 5 gr. (chien) et de 6 gr. (hommes). A l'autopsie des animaux, auxquels on a pratiqué des injections, on ne trouve rien d'anormal, si ce n'est une couleur grise (Guttmann), mais pas d'abcès. M. David B. Smith est le premier, que nous sachions, qui ait injecté le nitrite d'amyle sous la peau de l'homme. Il s'agissait d'un cas de *choléra*, maladie dans laquelle Hayden et Cruise avaient antérieurement donné, sans succès évident, le nitrite d'amyle en inhalations. Le malade de Smith a succombé.

Nitrite d'amyle. . .	10 parties
Alcool.	90 —

Barnes.

M. Barnes[1] affirme avoir obtenu par la voie hypodermique les mêmes effets physiologiques que par inhalations (10 à 15 gouttes de solution à 10 0/0 dans le lumbago, etc.).

Sidney Ringer rapporte que chez une femme, atteinte de manie chronique à laquelle M. Straham injecta 10 gouttes d'une solution de nitrite d'amyle (10 p. 100) pour la guérir d'un lumbago, on vit sur-

1. *Gazette médicale de Paris*, 1884.

venir coup sur coup deux attaques de convulsions épileptiformes[1].

Nitro-glycérine ou trinitrine.

La *nitro-glycérine* ou *trinitrine*, découverte par Sobrero en 1847, est un éther nitrique de la glycérine ; elle se présente sous l'aspect d'une huile inodore jaunâtre, d'une saveur douceâtre ; elle est peu soluble dans l'eau, très soluble dans l'alcool et dans l'éther.

Principaux effets physiologiques chez l'homme. — La nitro-glycérine est très toxique. *A dose faible* (1 à 10 gouttes d'une solution au centième) : sensation de plénitude intra-cranienne, céphalalgie plus ou moins intense, confusion ou paresse dans les idées, bourdonnements d'oreilles, vertiges, amblyopie, accélération du pouls, parfois dicrote ; diminution de la pression artérielle, face rouge, vultueuse, sueurs, nausées, vomissements ; quelquefois exagération des mouvements respiratoires. — *A dose toxique* (au-dessus de 10 gouttes) : convulsions cloniques et toniques, mort par asphyxie. — Les effets de la trinitrine sont assez semblables à ceux du *nitrite d'amyle*, mais plus persistants. La plupart des auteurs n'ont obtenu que des résultats négatifs sur les animaux. L'action de la trinitrine est en effet très variable selon les animaux, leur âge, etc. ; aussi les propriétés physiologiques de cette substance ont-elles longtemps été incertaines et discutées.

MM. Dujardin-Beaumetz et Marieux ont administré la nitro-glycérine en injections hypodermiques à dose de 2 à 4 gouttes de la solution alcoolique pour un gramme d'eau.

1. *Jour. of the Amer. med. Association*, 1885, IV, p. 149.

Solution alcoolique de trinitrine au centième . . 30 gouttes
Eau distillée de laurier-cerise, 8 gr. 40 centig. . à 10 gr.

MARIEUX et DUJARDIN-BEAUMETZ.

La seringue contient 3 gouttes de la solution alcoolique de nitro-glycérine. — Les effets se produisent de 5 à 10 minutes après l'injection. On doit débuter par une dose de deux gouttes et ne pas dépasser six gouttes en 24 heures. En ayant soin de pratiquer les injections dans les muscles du dos ou de la fesse, les auteurs cités n'auraient pas observé d'accidents locaux (douleur, abcès, etc.).

Emploi thérapeutique. La nitro-glycérine a été employée à l'intérieur par M. Field (*Medical Times and Gazette*, 1858) dans les névralgies, l'épilepsie, l'hystérie, etc., Thorogwood et James, Lawrence (de Brighton), Baker Edwards, S. Brady (1859), etc., l'administrèrent ou la préconisèrent. A la suite des recherches de Fuller et Harley, et de Vulpian (1859) qui contestèrent les résultats obtenus par les précédents auteurs, la trinitrine tomba dans l'oubli pendant plusieurs années; après l'apparition de la thèse de M. Bruel[2], la nitro-glycérine fut de nouveau utilisée par Murrel (1879), Mayo-Robson, Craig, Farquhar, Stitls, M'Call Anderson, Green, Hammond, Stewart, Korcinski, Huchard, Trusevich, Bramwel, etc., dans l'angine de poitrine, les néphrites aiguës et chroniques, l'épilepsie, l'éclampsie, l'asthme, les palpitations, les affections du cœur et de l'aorte, les syncopes, la migraine, les névralgies, les vertiges,

1. Nous renvoyons pour plus de détails aux travaux de MM. Huchard et Marieux auxquels nous avons emprunté les descriptions des effets physiologiques de la nitro-glycérine. — Huchard. *Propriétés physiologiques et thérapeutiques de la trinitrine* (*Bulletin de thérapeutique*, avril 1885. — Marieux. *Recherches sur les propriétés physiologiques et thérapeutiques de la trinitrine* (Thèse de Paris, 1885).

2. Bruel. — *Recherches expérimentales sur les effets toxiques de la nitro-glycérine et de la dynamite*, Thèse de Paris, 1876.

le vertige de Ménière, le tic épileptiforme, etc. Pour un certain nombre de maladies, les résultats obtenus sont contradictoires ; elle semble surtout avoir une action favorable dans l'angine de poitrine et dans toutes les affections où prédominent les symptômes d'anémie cérébrale. Tout récemment M. Rossbach en a recommandé l'emploi dans le traitement de la néphrite interstitielle *(Berlin. klin. Woch.,* n° 3, 1885).

Noix vomique (Voir STRYCHNINE.)

O

Oléandrine.

Cet alcaloïde, tiré du laurier-rose [1] (*Nerium Oleander*), n'a été administré hypodermiquement que par Erlenmeyer dans l'épilepsie (sans succès).

Oléandrine. . .	0 gr. 08 centigr.
Eau distillée. .	7 gr. 50 centigr.
Alcool	q. s.

Opium.

L'*opium* en solution uqueuse (Lobl), l'extrait (Lebert), et la teinture d'opium (Wood, Hunter, V. Franque, etc.), ont été donnés hypodermiquement (Eulenburg), mais sont maintenant tout à fait inusités. L'opium est surtout indiqué dans le traitement de la diarrhée contre laquelle il parait jouir d'une plus grande efficacité que la morphine.

1. Le Laurier-rose rentrerait dans le groupe des poisons du cœur.
2. Badia, *loc. cit.*

Or (Chlorure d').

Nous empruntons à la brochure de M. S. Badia la formule suivante :

Aurum muriaticum. . .	0 gr. 01 centigr.
Aqua distillata.	5 gr.

LETAMENDI.

Un gramme de la solution par injection ; solution préconisée contre certains symptômes syphilitiques. Le chlorure d'or aurait encore été employé avec succès par M. Moricourt (1885), dans l'anesthésie hystérique (solution à 1/500 et 1/1000).

P

Papavérine.

La *papavérine* aurait été employée hypodermiquement par MM. Leidesdorf, Schüle, chez les aliénés sous forme de chlorhydrate ou de phosphate (7 à 12 gouttes d'une solution de 42 centigr. de sel pour 60 gouttes d'eau); le phosphate aurait produit des abcès et de la gangrène.

Perchlorure de fer (Voir FER.)

Peptonate de fer, de mercure (Voir FER, MERCURE).

Permanganate de potasse.

Le *permanganate de potasse* en injections hypodermiques a été préconisé par M. Lacerda contre le venin de la vipère et par M. Brown qui croit à son action spécifique dans la diphtérie (1879).

Permanganate de potasse. . .	1 gr.
Eau distillée.	100 gr.

2 à 3 seringues de Pravaz après ligature du membre au-dessus de la plaie.

Phénol. — Phénates (Voir ACIDE PHÉNIQUE.)

Phosphate de soude (Voir SULFATE DE SOUDE.)

Physostigmine (Voir CALABAR.)

Paracotoïne.

Isolée du paracoto en 1876, par MM. Jobst et Hesse, la paracotoïne se présente sous forme d'une poudre cristalline d'un blanc jaunâtre, insipide, d'une odeur particulière, légèrement balsamique. Très peu soluble dans l'eau, elle se dissout dans l'alcool bouillant, est peu soluble dans l'alcool à froid et l'eau bouillante, insoluble dans l'ammoniaque (Wurtz). — Les effets physiologiques de la paracotoïne sont les mêmes que ceux de la cotoïne (voir ce mot), mais moins accentués.

Le mode d'emploi de la paracotoïne est le même que celui de la cotoïne ; hypodermiquement elle a été employée par M. Bälz (de Tokio) dans le traitement du choléra.

Le seul désavantage de la paracotoïne tiendrait à son peu de solubilité dans l'eau. La meilleure solution serait l'eau et la glycérine à parties égales.

Paraldéhyde[1].

Isomère de l'aldéhyde, la paraldéhyde, soluble dans l'eau (1/10), moins soluble à chaud qu'à froid,

1. L'action physiologique de la paraldéhyde a été bien étudiée par M. Cervello (1883) dans le laboratoire de M. Schmiedeberg, puis par différents auteurs, MM. Albertoni, Frederici, Quinquaud, Hénocque, Bochefontaine, Prévost, Coudray, qui confirmèrent la plupart des résultats obtenus par Cervello : toutefois, surtout au point de vue de l'action de la paraldéhyde sur le sang, les résultats sont controversés.

est utilisée comme succédané du chloral. Introduite dans la thérapeutique par MM. O. Berger, Morselli, Bergesio, elle est hypnotique à dose triple de celui-ci. Selon M. Peretti, même à fortes doses, elle serait sans danger pour le cœur ; l'effet hypnotique se produit rapidement, sans stade d'excitation et sans état congestif. Le nombre des pulsations du pouls est généralement diminué. Les mouvements respiratoires diminuent, la température s'abaisse ; la diurèse est moins abondante (?) On a parfois observé, à la suite de son administration, des nausées, des vomissements et des vertiges. A hautes doses, abolition de la sensibilité et des mouvements réflexes : mort par arrêt de la respiration. Son action porte sur les hémisphères cérébraux, la moelle allongée et la moelle épinière. — *Antagonisme* entre la strychnine et la paraldéhyde (Dujardin-Beaumetz).

Employée d'abord comme hypnotique, puis comme sédatif dans la manie, la mélancolie, etc., par de nombreux auteurs (Morselli, Peretti, Berger, Langreuter, Masius, Nercam (1884), etc.), M. Kéraval est le premier qui l'ait employée hypodermiquement.

Eau distillée.		15 gr.
Eau de laurier-cerise	} āā.	5 gr.
Paraldéhyde.	}	

KÉRAVAL.

Il faut avoir soin, avant de se servir de cette solution, de la plonger dans l'eau tiède, non pas que la chaleur augmente le degré de solubilité, loin de là, mais parce qu'en s'opposant à la cristallisation de la paraldéhyde, elle assure son maintien à l'état liquide et, par suite, son immixtion au véhicule. Par ce subterfuge, on injecte facilement 20 centigr. par seringue de Pravaz (P. Kéraval).

Paraldéhyde.	50 gr.
Essence de menthe.	X gouttes.
Huile d'olives qs. pour faire. .	100 cc.

LANGREUTIER et STRUBICH.

Péreirine.

La *péreirine* est extraite du *pao-pereira* dont l'écorce administrée depuis longtemps au Brésil comme tonique, antifébrile, antiscrofuleuse dans un grand nombre d'affections, en 1838, par M. Correia de los Santos (du Brésil) qui lui donna son nom ; elle a été assez bien étudiée en 1879, par M. Freire (de Rio-de-Janeiro). Elle se présente sous la forme d'une poudre jaune incristallisable, inodore, de saveur amère, peu soluble dans l'eau, soluble dans l'éther, l'alcool et le chloroforme ; elle s'altère aux températures élevées (100° et plus). La péreirine du commerce est impure. Parmi les sels, les chlorhydrate, sulfate et valérianate sont les seuls qui, jusqu'ici, aient été employés en thérapeutique.

Pour l'administration hypodermique, le chlorhydrate neutre seul peut être utilisé avec avantage ; il cristallise en prismes quadrangulaires d'une coloration vermeille. Il est soluble dans l'eau en toute proportion ; insoluble dans l'éther. — La péreirine et ses sels sont d'un goût amer fort désagréable.

Selon MM. Cypriano Freitas et Bochefontaine (1877)[1], la péreirine n'aurait pas d'action locale irritante et abolirait les propriétés physiologiques de la substance grise nerveuse centrale et particulièrement de l'axe gris bulbo-médullaire (abolition des mouvements volontaires, puis des mouvements réflexes, et enfin de l'excitabilité des nerfs moteurs et sensitifs).

1. Cypriano de Freitas et Bochefontaine. — *Recherches sur l'action physiologique du Pao-pereira.* (*Société de Biologie*, 1877.)

M. Lacerda (1881)[1] conclut de ces expériences physiologiques : 1° que le chlorhydrate de péreirine à doses toxiques paralyse les centres vaso-moteurs bulbo-spinaux, ainsi que les filets cardiaques du nerf vague ; — 2° qu'il ne jouit d'aucune action antithermique, mais qu'au contraire il augmente de quelques dixièmes de degré la température centrale ; 3° que ce sel ne paraît posséder aucune action sur les sécrétions ni modifier directement les propriétés du tissu musculaire et l'excitabilité des nerfs moteurs ; 4° qu'il exerce sur le cœur une action antagoniste à celle de la digitale.

Chlorhydrate de péreirine.	1 à 2 gr.
Eau distillée	20 gr.

ALMIR-NINA[2].

Le chlorhydrate de péreirine retarderait les phénomènes de fermentation (Almir Nina). L'action de la péreirine sur la température est encore controversée (Almir Nina).

A *dose thérapeutique* la péreirine n'occasionnerait jamais de troubles intellectuels ni de troubles sensoriels ; les modifications de la circulation sont nulles ou irrégulières.

Un gramme de la solution à chaque bras. — Cette solution ne produirait que des phénomènes inflammatoires légers (rougeur, douleur provoquée ou spontanée) qui disparaîtraient en peu de temps. En aucun cas il n'a noté d'escarres.

Emploi thérapeutique. — La péreirine et ses sels, qui trouvent surtout leur emploi dans les fièvres in-

1. Lacerda. — *Investigaçoes experimentaes sobre a acção physiologica do chlorhydrato de pereirina*, Rio de Janeiro, 1881.

2. Almir Nina. — *Do Pao Pereira, da Pereirina e seus saes, suas indicaçoes e contra-indicaçoes nas manifestaçoes agudas da malaria.* Thèse de Rio-de-Janeiro, 1883.

termittentes (1 gr. voie stomacale ; de 1 à 4 décigr., voie hypodermique), ont encore été essayés sans résultats bien concluants dans le traitement des fièvres pernicieuses, etc.

Picrotoxine.

La *picrotoxine*, extraite de la coque du Levant, n'est pas un alcaloïde ; elle forme en effet avec les bases et les alcaloïdes des sels chimiquement définis. Peu soluble dans l'eau (1/150), elle est très soluble dans l'alcool bouillant et l'éther.

La pricotoxine est un poison convulsivant, agissant spécialement sur le bulbe, peut-être même sur toute l'étendue de la moelle (Glover, Planat) ; son action sur le cervelet (Glover, Planat) et les tubercules quadrijumeaux (Glover) est loin d'être démontrée.

Gubler a fait usage de la picrotoxine en injections sous-cutanées dans la paralysie labio-glosso-pharyngée ; il obtint, au bout de quelques jours, une amélioration notable. — La *dose* était de 1 milligr. — *Localement* il se produisit des indurations persistantes. Westbrook l'a employée avec avantage, hypodermiquement, pour combattre les sueurs nocturnes des phtisiques à la dose de 1/2 à 3 milligr.[1].

Pilocarpine (Chlorhydrate et nitrate de).

Principaux effets physiologiques[2]. — Congestion de la peau, principalement à la face ; exagération des sécrétions, surtout de la salive et de la sueur ; ac-

1. Westbrook. *Archiv. de Pharmacie*, p. 867, 1884.

2. Voir pour plus de détails et pour l'emploi thérapeutique dans l'épilepsie la thèse de l'un de nous : *Du traitement de l'épilepsie. Hydrothérapie. — Arsenicaux. — Magnétisme minéral. — Sels de pilocarpine ;* Paris, 1882.

célération des battements du cœur ; élévation initiale (parfois persistante si la diaphorèse fait défaut) de la température avec abaissement consécutif en rapport avec le plus ou moins d'abondance de la diaphorèse.

A doses physiologiques, les sels de pilocarpine ne provoquent jamais ni vomissements, ni diarrhée, ni ce sentiment d'extrême faiblesse souvent noté à la suite de l'ingestion d'une infusion de jaborandi. Nous ferons remarquer qu'à des doses inférieures à 0 gr. 02 les accidents produits par les sels de pilocarpine ont surtout été observés chez les individus atteints d'affections cardiaques.

Effets locaux. — Les injections hypodermiques de sels de pilocarpine n'ont jamais entre nos mains donné lieu à des accidents quelconques.

Nitrate ou chlorhydrate de pilocarpine.	1 gr.
Eau distillée	50 gr.

Chaque division de la seringue de Pravaz contient donc 1 milligr. de pilocarpine (de la solution à 1/150). On doit généralement débuter par de faibles doses, soit 5 milligr., puis monter progressivement à un, deux, trois et quatre centigr. Au delà de 2 centigr., il est prudent de donner le médicament en deux fois, moitié le matin, moitié le soir. Nous n'avons jamais dépassé la dose de 6 centigr., quoique plusieurs auteurs aient donné jusqu'à 12 centigr., par la voie stomacale, il est vrai.

Emploi thérapeutique. — La pilocarpine est surtout indiquée dans les cas où l'on croit pouvoir obtenir un effet curatif ou une amélioration, d'une abondante sécrétion salivaire ou sudorale. On a surtout fait usage des injections hypodermiques de sels de pilocarpine dans le traitement des hydropisies de diverses natures; dans les pleurésies, bronchites, pneumonies, dans le traitement du rhumatisme articulaire aigu, de l'épilepsie, de l'éclampsie, des empoisonnements mercuriels, des fièvres intermittentes (Prokop Rokitansky), des sueurs unilatérales (André), des sueurs fétides des pieds (Armaingaud), des scléro-choroïdites postérieures à marche progressive avec mouches volantes et menace de décollement de la rétine (Dehenne, Deniau), décollement de la rétine (Dianoux, etc.), de certaines polyuries (Roques, Huchard et Ducroux), de la syphilis (Lewin, etc.), de la diphtérie (Lehwess, Guttmann), de l'anarsarque du cheval (Signol); à l'intérieur associé à la pepsine (Lereboullet, Lepidi Chioti, etc.), choléra (Maestre Perez). Il nous semble difficile de se prononcer dès maintenant sur la valeur réelle de cet agent thérapeutique. — Il existe un *antagonisme* mutuel entre les sels de pilocarpine et la belladone ou l'atropine.

Potassium (Bromure de)

M. Bergeron l'a employé hypodermiquement (20 gr. sur 30 gr. d'eau) dans un cas de rage; il aurait eu des escarres. M. Alling dans un cas d'éclampsie puerpérale aurait observé chaque fois des abcès (50 centigr. pour 2 cent. cubes d'eau). M. Ashhurst aurait vu une ulcération succéder à l'injection hypodermique de bromure de potassium. Au contraire, M. Weir-Mitchell n'aurait jamais noté, à la suite de ces injections, d'accidents locaux qui ne se produiraient, selon M. Pepper, que par suite d'une prédisposition individuelle.

MM. Martin-Damourette et Pelvet, qui ont aussi expérimenté le bromure de potassium en injections hypodermiques, prétendent qu'à *faibles doses* il serait surtout hypnotique. Ils ont de plus constaté :

1° que l'injection était douloureuse ; 2° un frémissement musculaire qui n'est pas constant et se produit d'abord sur les muscles voisins du point injecté, puis s'étend aux muscles les plus éloignés, au bout d'une ou deux minutes ; 3° l'affaiblissement du mouvement d'abord et de la sensibilité ensuite. Cet état est apparent au bout de 5 à 10 minutes dans le membre le plus voisin de la partie injectée et devient général au bout de 20 ou 40 minutes. La sensibilité se perd dans l'ordre suivant : peau, nerfs moteurs, moelle, muscles (ceux qui ont été influencés par l'absorption), car les muscles de la région injectée ont perdu leur sensibilité en quelques minutes par le fait de l'imbibition avant l'empoisonnement (encéphale). Les mouvements respiratoires cessent un peu après les mouvements volontaires ; 4° amoindrissement de la circulation capillaire, et, en dernier lieu l'arrêt du cœur. Martin-Damourette et Pelvet admettent que la mort arrive alors par asphyxie due à la paralysie des muscles respiratoires, contrairement à Eulenburg et Guttmann qui attribuent la mort à la paralysie du cœur; 5° l'abaissement de la température et l'augmentation des sécrétions; 6° l'affaiblissement de la puissance génésique chez l'homme.

MM. Martin-Damourette et Pelvet pensent qu'il est prudent de ne pas dépasser en une fois, au même point, la dose de 2 gr., à cause des accidents locaux qui peuvent survenir. En faisant plusieurs piqûres, ils jugent également que le médecin ne doit pas aller au delà de 4 gr.

M. Luigi Frigerio, puis M. Carmelo Andromico (1883) (*Archivio Italiano per le malattie nervose*, mai 1876) ont depuis usé hypodermiquement d'une solution ainsi composée :

Bromure de potassium. . . .	0 gr. 2 centigr.
Eau distillée.	1 gr.

Le premier est allé à 60 centig. par chaque injection, mais cette dose donne lieu à des accidents locaux; il a même vu avec une injection de 25 centigr. survenir des abcès et des escarres. Il choisit de préférence la peau de l'avant-bras. Il fait remarquer qu'en malaxant doucement le point où l'on a fait la piqûre, on facilite l'absorption de la matière injectée et l'on évite les chances d'abcès. Il est utile de prescrire aussi le repos du membre et, même souvent M. Frigerio fait coucher ses malades. On observe ainsi rapidement une diminution dans le nombre des accès. Les accidents locaux sont peu fréquents et relativement légers.

Potassium (Cyanure de). (Voir ACIDE CYANHYDRIQUE).

Potassium (Iodure de)

M. Eulenburg a usé hypodermiquement d'une solution aqueuse (1/3) d'iodure de potassium ; il en injectait une seringue à la fois. Dans un grand nombre d'hypertrophies ganglionnaires scrofuleuses, ou syphilitiques le plus souvent, traitées par cette méthode dès le début, il n'en obtint aucun résultat favorable [1]. Dans les périostoses syphilitiques le traitement ne fut guère plus efficace; les ulcères cutanées syphilitiques ne parurent pas se cicatriser plus vite que par l'emploi interne ordinaire. Il n'eut pas plus de succès dans les quelques essais qu'il fit sur des malades atteints d'affections articulaires rhumastismales ou scrofuleuses au début.

Les résultats thérapeutiques enregistrés par M. Thierfelder diffèrent de ceux de M. Eulenburg. Cet auteur en obtenait des effets sûrs, rapides et efficaces contre les douleurs ostéocopes. Le même au-

1. Eulenburg, *loc. cit.*, p. 284, 285, 286.

teur eut encore à s'en louer dans diverses autres affections : c'est ainsi que dans un rhumatisme chronique des vertèbres cervicales, après deux injections chacune de 6 centigr., il aurait obtenu le libre mouvement de la tête ; que chez une hystérique et dans un cas d'ulcère de l'estomac avec gastralgie, les injections d'iodure de potassium produisirent des effets analogues à ceux des injections de morphine. En résumé, M. Thierfelder croit ces injections surtout indiquées dans les cas où les fonctions digestives doivent être ménagées.

Localement le même auteur nota à la suite de l'administration hypodermique de l'iodure de potassium une douleur brûlante de durée et d'intensité variables; dans quelques cas, il observa une douleur déchirante avec rayonnement dans les parties environnantes et, chez deux malades, il eut des phlegmons circonscrits.

MM. Fronmüller, Jakubowitz et Mader usèrent aussi des injections sous-cutanées d'iodure de potassium. Goldbaum injecta l'iodure de potassium et l'iodure de sodium dans le stade asphyxique du choléra, dans le but d'étudier l'absorption des médicaments.

La rapide absorption de l'iodure de potassium (Eulenburg, *loc. cit.*, pp. 61 et 62), ne permet pas d'en espérer un effet local de quelque importance. Les solutions concentrées produisent toutefois de l'irritation locale et même des abcès [1]. Tout récemment (*Progrès médical*, 6 janvier 1883), M. Gilles de la Tourette a employé les injections sous-cutanées d'iodure de potassium.

Iodure de potassium. . .	0 gr. 50
Eau distillée	1 gr. cube.

1. Nous avons emprunté à M. Eulenburg la plupart des renseignements qui précèdent.

Cette solution ne produirait pas d'accidents locaux « à condition toutefois, qu'elle soit neutre et qu'elle soit faite le plus profondément possible dans un endroit où le tissu cellulaire sous-cutané est abondant, et que les piqûres soient suffisamment espacées les unes des autres. » Elles produisent une sensation de cuisson désagréable qui se calme presque immédiatement [1].

Kali jodatum [2]. . . .	25 gr.
Aqua distillata. . . .	100 gr.

M. Cantarano (*Il movimento*, janvier 1883) a utilisé les injections hypodermiques d'iodure de potassium dans la syphilis tardive, en cas d'impossibilité d'administrer le sel par la voie stomacale pour une cause ou une autre. Il n'aurait pas observé d'accidents locaux en choisissant comme lieu d'injections les régions à tissu conjonctif abondant et en ajoutant à la solution un peu de morphine ; on la neutralise avec quelques gouttes d'acide acétique, et l'on injecte chaque fois un demi-gramme.

M. Parona (*Gazetta degli ospitali*, 1884, n°s 52, 53, 54, 55) condamne les solutions de 50 centig. pour 1 gr. pour l'usage hypodermique. Dans ces proportions

1. M. Besnier aurait aussi usé de l'iodure de potassium hypodermiquement, mais il n'a pas publié ses observations. — M. A. Denis rapporte dans sa thèse s'être fait une injection de 50 centigr. d'iodure de potassium et ne pas en avoir ressenti autre chose qu'une vive douleur au moment de l'injection. — M. L. Julien dans son *Traité des maladies vénériennes* (1879), dit, p. 1060 : « [illegible]fin, on a préconisé l'injection hypodermique d'iodure de potassiu[illegible] A. Martin). » Malheureusement, M. Jullien ne donne pas d'indication bibliographique à ce sujet, et nos recherches sont restées infructueuses. (Il n'est pas parlé des injections hypodermiques d'iodure de potassium dans le *Traité de la syphilis* de MM. Belhomme et A. Martin, édition de 1876).

2. Le professeur Carbo en aurait obtenu de bons résultats quoique cette solution présente l'inconvénient d'être quelquefois douloureuse. Badia, *loc. cit.*).

la solution serait presque saturée et les accidents locaux fréquents. Il a utilisé surtout des solutions de 10 à 20 centigr. par centim. cube d'eau distillée, tiédie au bain-marie. Selon cet auteur les injections froides sont toujours accompagnées de douleurs proportionnées au titre de la solution (phlegmons circonscrits aux doses de 40 à 50 centig.); les injections tièdes produisent une réaction locale moins forte, surtout après l'application pendant une ou plusieurs heures d'une vessie de glace. L'association de la morphine ne serait d'aucune importance au moment de l'injection, mais la douleur ne serait que momentanée. Il aurait observé à la suite des injections préconisées par Cantarano (50 centigr. sur 1 gr.) des accidents locaux fréquents.

En résumé, l'auteur est peu favorable aux injections hypodermiques d'iodure de potassium ; il fait valoir la faible quantité de sel introduite chaque fois dans l'organisme, les inconvénients auxquels peuvent donner lieu ces injections, etc., et enfin il accorde la préférence à la voie rectale [1].

Quinine et ses sels.

La *quinine* est très peu soluble dans l'eau (0 gr. 25), soluble dans l'éther (1 gr. 7).

Principaux effets physiologiques. — Antiputride et antifermentescible (Binz, 1867) ; sialorrhée par excitation réflexe (amertume) ; diminution de la sensibilité tactile, de l'acuité auditive, bourdonnements

1. Ces affirmations contradictoires tiennent à ce que l'iodure de potassium n'est pas identiquement le même (Les iodures sont fort différents, l'iodure du commerce est très impur, etc.). — Dans une note publiée dans le nº 68 de la *Gazetta degli ospitali*, M. Parona dit qu'en effet il avait utilisé l'iodure du commerce, mais que l'iodure de potassium français en solution à 50 centigr. par gramme est peu douloureux et peu irritant, etc.

d'oreilles, hallucinations de l'ouïe ; vertiges ; pesanteur de tête, confusion des idées, battements des carotides, céphalalgie (ivresse quinique), titubation, apathie, assoupissement, prostration générale ; dilatation générale des pupilles, nausées. — *A doses plus élevées* : vomissements, délire, surdité, parfois cécité, aphasie. — *A dose toxique* : collapsus, convulsions et mort.

Augmentation de volume des globules rouges (résultant d'une glus grande quantité d'oxygène), disparition des mouvements amiboïdes des globules blancs dont le nombre diminue ; diminution du volume de la rate. *A petites doses* (jusqu'à un gramme) : accélération des contractions du cœur, puis ralentissement et baisse de la pression sanguine ; enfin, arrêt de la respiration suivi de la paralysie du cœur.

Chez l'homme et les animaux à l'état de santé, modification insignifiante ou nulle de la température. En dehors des divers états fébriles dépendant de l'infection palustre dans lesquels la quinine agit comme un puissant antipyrétique, son action sur la température est fort contestable et fort controversée.

Elimination rapide, principalement par l'urine qui devient plus abondante ; suppression de la sueur. Dans des cas rares, on a signalé des éruptions diverses (eczémateuses, scarlatiniformes), de l'hématurie à la suite de l'administration de la quinine. On a encore attribué aux injections de quinine (?) quelques cas de tétanos.

Effets locaux. — D'une façon générale, on doit être très circonspect dans l'emploi des injections hypodermiques de la quinine et de ses sels ; car, souvent, il se produit, outre la douleur, des indurations persistantes, des abcès consécutifs, même des escarres gangréneuses, des accidents tétaniques, surtout avec le sulfate de quinine; il est bon de ne pas injecter plus de 20 gouttes dans le même point et il faut pousser l'injection avec lenteur. Le chlorhydrate de quinine paraît être de tous les sels de quinine celui que l'on doit préférer pour les injections hypodermiques. Toutefois, dans les cas urgents (fièvres pernicieuses), ces accidents ne doivent pas arrêter [1].

M. Galvagni recommande de faire chauffer au bain-marie dans une capsule ou un tube de verre 2 gr. d'eau distillée et 50 à 75 centigr. de bisulfate ou de bichlorhydrate de quinine. Les sels de quinine seraient aussi dissous par l'action de la chaleur seule sans l'aide d'acides, et par suite ne produiraient aucuns accidents locaux. Il est toutefois permis de douter de ce qu'avance l'auteur, quand on voit qu'il recommande de mettre pendant trois jours des compresses d'eau ordinaire en les renouvelant toutes les 10 minutes au lieu de la piqûre. De plus, le chlorhydrate acide est soluble en toutes proportions dans l'eau froide (*Gazetta med. di Roma*, p. 198, 15 août 1883).

La *quinine* pure est peu propre à être donnée en injections hypodermiques à cause de son peu de solubilité. Otto l'employait en solution dans l'éther, ce qui permettait de l'administrer en plus grande concentration (sans accidents locaux).

Quinine. . . .	0 gr. 50 centig.
Éther.	1 centim. cube.

D'après M. Eulenburg, cette solution causerait une irritation locale assez intense et devrait être rejetée. — M. Kuhn (de Strasbourg) avait déjà proposé la solution éthérée de quinine. M. Ventzel-Bernatzik aurait

1. Aussi croyons-nous devoir relever quelques-unes des différentes solutions proposées (mais souvent défectueuses) par les auteurs, qui présentent tout au moins un intérêt historique.

toujours observé à sa suite des accidents locaux. — Citons encore M. Bartholow comme ayant employé hypodermiquement une solution de quinine dans l'éther. — M. Burdel aurait eu à se louer, dans plusieurs cas de fièvre pernicieuse grave, de la solution suivante :

Sulfate de quinine	1 gr. 50 centigr.
Ether.	5 gr.

Une seringue en une fois, soit 30 centigr. de sel. — On répète l'injection le lendemain (pas d'accidents locaux).

Le *sulfate basique* (dit neutre) de *quinine*, très peu soluble dans l'eau et dans l'alcool, ne peut donc être que difficilement utilisé en solution assez concentrée ; aussi est-il nécessaire d'acidifier les solutions pour en augmenter la solubilité (acide sulfurique, acide chlorhydrique (Bernatzik), nitrique (Desvignes), acide citrique (Hunter [1]), tartrique (Bourdon), acide acétique, etc [2]. Ces solutions concentrées produisent par leur acidité de l'irritation locale et peuvent amener des ulcérations, des abcès, etc.

Ces accidents sont évités avec des solutions très diluées, mais celles-ci présentent à leur tour l'inconvénient de nécessiter des injections multiples ; de plus, elles se recouvrent rapidement de moisissures. On devrait employer de préférence comme véhicule la glycérine (le sulfate de quinine est soluble à chaud dans six parties de glycérine ; à froid celle-ci n'en dissout que 2 gr. 75 pour 100). M. Denis qui a essayé la solution de sulfate de quinine dans la *glycérine*, dit y avoir renoncé ; il n'aurait obtenu que des

1. D'après M. Bouchardat (*Annuaire* 1877, p. 160), la solution employée par M. Hunter serait ainsi composée : sulfate de quinine, 5 gr. ; eau distillée, 30 gr. ; acide citrique, 20 gr. (!). — S'il n'y a pas erreur, cette solution serait en tout cas à rejeter.

2. M. Hauking se sert des solutions chaudes.

solutions peu concentrées (un centigr. de sel par 10 divisions en chauffant la solution).

Moore s'est servi de la solution suivante :

Sulfate de quinine. . .	1 gr. 50 centigr.
Acide sulfurique . . .	X gouttes[1].
Eau distillée	16 gr.

D'un emploi difficile, elle fut bientôt rejetée et remplacée par la solution acidulée de M. Craith :

Sulfate de quinine. . .	2 gr.
Acide sulfurique . . .	q. s.
Eau distillée.	16 gr.

puis par celle d'Eulenburg.

Sulfate de quinine . .	2 gr.
Acide sulfurique dilué.	q. s.
Eau distillée.	20 gr.

Ces dernières n'offraient aucune précision à cause des variations assez grandes que pouvait subir la quantité d'acide. Aussi Cl. Bernard voyant les nombreux accidents qu'elles produisaient, les attribua-t-il à la présence de l'acide sulfurique qu'il proposa de remplacer par l'acide tartrique. Bourdon, puis Gualla, Vinson (1874), se servirent de la solution suivante :

Sulfate de quinine. . . .	1 gr.
Acide tartrique	0 gr. 50 centigr.
Eau distillée	10 gr.

Pilhan-Dufeilhay et Decaisne[2] préparaient extem-

1. Afin d'éviter que la solution ne soit trop acidifiée, erreur qui se produit facilement surtout avec les gouttes, on pèse souvent un peu largement la dose indiquée de sulfate de quinine, puis on n'ajoute qu'une quantité insuffisante d'acide pour dissoudre la totalité du sel et l'on filtre.

2. Voici, d'après les auteurs, la formule de Pilhan-Dufeilhay :

Sulfate de quinine	2 gr.
Eau de Rabel. . .	5 gr.
Eau distillée . . .	5 gr.

Nous l'avons employée à Bicêtre sans accidents locaux autres

poranément la solution en dissolvant la quantité de sel à injecter dans une quantité suffisante d'eau de Rabel, procédé inexact, impraticable le plus souvent, et introduisaient ainsi dans la liqueur un nouvel élément d'irritation, l'alcool.

M. A. Denis, à qui nous empruntons ces renseignements, après avoir rappelé tous les efforts tentés pour atteindre le but, dit avoir d'abord employé l'acide tartrique qu'il a abandonné pour l'acide sulfurique, beaucoup moins douloureux. La première solution était ainsi préparée par M. Hepp : le sulfate était broyé avec l'acide tartrique, on ajoutait un peu d'eau, on chauffait au bain-marie, on ajoutait le reste de l'eau en tenant compte de l'évaporation et par la filtration on obtenait un liquide très limpide contenant :

Sulfate de quinine. . .	1 gr.
Acide tartrique	0 gr. 33 centigr.
Eau distillée.	6 gr. 60 centigr.

Cette solution supérieure à toutes les précédentes, laissait cependant un dépôt après un certain temps, ce qui l'engagea à essayer celle-ci :

Sulfate de quinine.	4 gr. 80 centigr.
Acide sulfurique dilué. . . .	3 gr.
Eau distillée.	32 gr.

M. Hepp parvint à réduire son acidité qui la rendait assez irritante et prépara une nouvelle liqueur

que de la douleur et des indurations, mais en abaissant la dose d'eau de Rabel à 40 gouttes (dose suffisante pour obtenir la dissolution du sulfate de quinine). A ce propos, nous ferons observer que si la plupart des solutions de quinine proposées par les auteurs sont à rejeter à cause des accidents qu'elles peuvent produire, il n'en est pas moins vrai que dans le cas d'absolue nécessité on peut parer, en grande partie, aux inconvénients qu'elles présentent par le mode opératoire ; ce qui explique pourquoi des solutions très irritantes n'ont donné lieu à aucun accident local entre les mains de certains médecins.

telle que la quantité totale d'acide sulfurique correspondait en équivalents au sulfate de quinine. Cette dernière solution, ainsi composée :

Sulfate de quinine	4 gr. 80 centigr.
Acide sulfurique dilué . . .	2 gr. 80 centigr.
Eau distillée.	32 gr.

colorait le papier de tournesol en rouge vineux, conservait sa limpidité après plusieurs mois sans donner aucun précipité. Il injectait 3 centigr. de sulfate par 10 divisions ; et il croit qu'il eût été bien facile d'obtenir une plus grande concentration en chauffant le liquide avant l'injection ; ce mode opératoire, qu'il voulut toujours éviter, fut employé très souvent avec succès par le docteur Goldschmidt (de Graffenstaden) auquel M. Hepp donnait :

Sulfate de quinine. . .	1 gr. 20 centigr.
Acide tartrique.	0 gr. 40 centigr.
Eau distillée.	2 gr.

Ce liquide déposait beaucoup par le refroidissement, mais devenait bientôt limpide après une courte immersion dans l'eau bouillante. M. Lente (de New-York) aurait usé de la formule ci-après :

Sulfate de quinine. . .	3 gr.
Acide sufurique	6 gr.
Eau distillée.	30 gr.
Acide phénique.	0 gr. 30 centigr.

Soit 0 gr. 086 milligr. par gramme ou 20 gouttes. Sur 300 injections, il n'aurait que deux abcès et une escarre. On s'étonne, à juste titre, de ces résultats avec une pareille solution contenant une telle proportion d'acide, et en quantité beaucoup plus que superflue [1].

1. Beaucoup de ces solutions prêtent à la critique ; du reste nombre d'auteurs emploient le terme sulfate de quinine sans spécifier lequel des deux sulfates on doit administrer ; ce qui produit une confusion regrettable, c'est ainsi que la solution de M. Ravicini

Sulfate de quinine. . .	0 gr. 09 centigr.
Acide nitrique.	1 goutte.
Eau distillée	xv gouttes.

DESVIGNES.

L'un de nous, dans un cas de fièvre typhoïde grave, a injecté la solution suivante déjà employée du reste par de nombreux auteurs :

Sulfate de quinine.	1 gr.
Acide acétique	qqs. gouttes
Eau distillée	10 gr.

Cette solution produisit des accidents locaux assez graves (abcès, peut-être dus en partie à l'état adynamique du malade ?).

Sulfate de quinine	0 gr. 60 centigr.
Acide chlorhydrique dilué . .	0 gr. 42 centigr.
Eau distillée	0 gr. 78 centigr.

BERNATZIK.

Sulfate de quinine.	1 gr.
Chlorhydrate de morphine.	0 gr. 10 centigr.
Acide chlorhydrique dilué.	0 gr. 70 —
Eau distillée.	q. s.

pour que la solution atteigne le poids de 5 gr. BERNATZIK.

Un centim. cube contenant 20 centigr. de sulfate de quinine et 2 centigr. de chlorhydrate de morphine.

Sulfate de quinine.	4 g..
Acide sulfurique dilué. . .	xI gouttes.
Eau distillée	31 gr.

Cette solution recommandée par M. Bartholow devra être filtrée avec soin pour enlever les parties de sel non dissoutes et les corps étrangers ; 15 à 30

(6 seringues par jour dans la fièvre typhoïde) formulée de la façon suivante est inexacte (le sulfate de quinine (basique, dit neutre) étant insoluble) :

Sulfate de quinine.	2 gr. 50 centigr.
Chlorhydrate de morphine. . .	0 gr. 05 centigr.
Eau distillée	25 gr.

gouttes seraient une dose suffisante (la seringue contient environ 12 centigr. de sel).

Le *bisulfate de quinine* (sulfate neutre, dit acide) est beaucoup plus soluble (9, 1 d'eau froide ; très soluble dans l'alcool), que le sulfate et, par conséquent, plus propre à être employé hypodermiquement. Le bisulfate se dissout à chaud dans trois parties de glycérine; la solution peut être ainsi conservée indéfiniment.

Bisulfate de quinine. . . .	1 gr.
Glycérine	10 gr.

EULENBURG.

Chaque seringue (20 gouttes) contient donc 10 centigr. de sel; une à deux seringues sont généralement suffisantes, on peut modifier la formule en ajoutant à la glycérine la même quantité d'eau distillée.

Vée, puis Gubler (*Commentaires du Codex*, p. 650), avaient proposé la solution ;

Sulfate acide de quinine. . . .	1 gr.
Eau distillée	11 gr.

Et Rosenthal ;

Sulfate acide de quinine. . . .	1 gr.
Eau distillée.	6 gr.

Cette solution laisse déposer par refroidissement des cristaux de sulfate quinine.

Le *bromhydrate basique* (neutre) et le *bromhydrate neutre* (acide) *de quinine* utilisés hypodermiquement par Gubler et Soulez, Raymond. Le premier plus riche que le sulfate en alcaloïde est soluble dans quatre parties de glycérine (Eulenburg), dans 10 parties (Boille); dans 60 parties d'eau froide, assez soluble dans l'alcool (de 5 parties (alcool à 16°) à toute proportion (alcool absolu).

Le bromhydrate neutre (acide) est plus soluble ; selon Gubler, son action semble différer de celle du sulfate de quinine par la modération des symptômes d'ivresse quinique, par une tendance marquée à la sédation nerveuse et à l'hypnotisme. Les injections de bromhydrate de quinine sont assez douloureuses.

Bromhydrate neutre de quinine	1 gr.
Alcool.	2 gr. 50 centigr.
Eau distillée.	7 gr. 50 centigr.

Solution à 1/10 (GUBLER).

Bromhydrate acide de quinine	1 gr.
Acide sulfurique dilué. . . . [1]	VI gouttes.
(Ou acide tartrique).	0 gr. 50 centigr.
Eau distillée	10 gr.

Solution à 1/10 dans les fièvres palustres (DARDENNE),

Bromhydrate de quinine . . .	1 gr.
Ether sulfurique.	8 cent. cub.
Alcool rectifié.	2 cent. cub.

Solution à 1/10 (AULIFFE, de Saint-Denis, Réunion).

On devrait préférer une solution dans la glycérine avec addition d'eau distillée (Rosenthal); cette solution n'est pas irritante. M. Chéron (1885) préconise chez les *morphiomanes* les injections de bromhydrate de quinine à 1/20 et 1/10. — M. Maximowitsch (de St-Pétersbourg) a donné le *bibromhydrate* à la dose de 15 à 25 centigr. dans un certain nombre de maladies aiguës.

Bibromhydrate de quinine. . . .	0 gr. 18 centigr.
à. . . .	0 gr. 30 centigr.
Eau distillée.	1 gr.

La solution doit être fraîchement préparée, chauffée et filtrée ; l'injection ne donne lieu à aucun accident local sauf parfois des indurations.

1. L'addition d'acide pourrait être évitée puisque ce bromhydrate serait soluble selon les uns dans 7, selon les autres dans 14 parties d'eau.

Le *sulfovinate de quinine basique* [1], insoluble dans l'éther, très soluble dans l'alcool ; soluble dans deux parties d'eau (solution limpide d'une conservation parfaite) (Dziewonski, Jailard.)

Sulfovinate de quinine	1 gr.
Eau distillée	5 gr.

Sur 45 observations qu'il a réunies [2], M. Dziewonski a noté 4 abcès, 2 escarreset quelques cas d'induration. Le sulfovinate basique de quinine a été utilisé dans les fièvres intermittentes par MM. Bourgeois (1876), Pugens, Moret et Merz, Dardenne.

Le *phénate de quinine* a été utilisé récemment par M. Maestre Perez dans le traitement du choléra ;

Phénate de quinine. . . .	1 gr.
Alcool à 400.	3 gr.

Trois injections sont pratiquées coup sur coup dans la première période du choléra.

Le *formiate de quinine* est assez soluble (1/15) ; il a été employé par MM. Namias, Lévi, Calza. Le *quinate de quinine* (Collier), le *tannate de quinine*, le *valérianate de quinine*, le *lactate de quinine* (1/4) [3], ont été essayés ; nous ne croyons pas utile d'en parler ici. Le *ferro-citrate de quinine* a été injecté par M. Rosenthal ; il se dissout par la chaleur dans 10 parties de glycérine en formant un liquide brun verdâtre, huileux, que l'on dilue avec de l'eau distillée par l'usage hypodermique. D'après M. Eulenburg, M. Berg (de Dresde) aurait essayé un ferro-citrate de quinine viride.

Le *bichlorhydrate de quinine carbamidé* (combinai-

1. M. C. Paul aurait administré le sulfovinate de quinine acide dans un cas de fièvre intermittente.

2. Six observations appartiennent à M. Pugens (30 à 50 centigr. de sel pour 1 gr. d'eau), 15 à M. Moret ; 18 à M. Merz et 6 lui sont personnelles.

3. Viguier. — *Gazette hebdomadaire de méd. et de chirurgie*, 19 juin 1885.

son du chlorhydrate acide de quinine avec l'urée) soluble dans son poids d'eau, a été injecté, par M. Jaffé [1] en solution à 50/100, un centim. cube contenant 37 centigr. de sel quinique. La réaction locale est en général peu prononcée ; on n'observe ni rougeur, ni gonflement. A la dose d'un gramme, on note souvent quelques bourdonnements d'oreilles, mais chez les femmes seulement.

Dans les fièvres intermittentes, son action a toujours été constante et les accès ont été supprimés à la suite de trois ou quatre injections. Dans le typhus la fièvre diminue considérablement à la suite de l'injection de deux ou trois seringues.

Le *chlorhydrate de quinine*, proposé par M. Binz, est plus riche en quinine que le sulfate (83, 6 : 74, 3), plus soluble, plus résorbable, moins décomposable et de moitié moins cher. Il a été utilisé hypodermiquement par MM. Bernatzik, Steinhauss, Galignani, etc., tantôt en solution aqueuse avec addition d'acide chlorhydrique, tantôt en solution glycérinée (1/6) et en solution éthérée (Winckel).

Chlorhydrate de quinine	2 gr.
Glycérine.	āā 5 gr.
Eau distillée	

KOHN.

Quatre seringues au début des accès de manie, soit 80 centigr. de substance active ; aucuns accidents généraux ou locaux en employant la solution chaude et bien divisée.

Chlorhydrate de quinine . . .	0 gr. 60 centigr.
Acide chlorhydrique dilué. . .	0 gr. 48 centigr.
Eau distillée.	0 gr. 72 centigr.

BERNATZIK [2].

1. Jaffé. *Centralblatt f. d. med. Wissensch* et *Journal des Connaissances méd.*
2. Dans la *Real-Encyclopaedie* M. Bernatzik formule ainsi : Chinin,

Chlorhydrate de quinine. . 1 gr.
Acide chlorhydrique. . . . Q. S.
Eau distillée . . . . 6 gr.

STEINHAUS.

Ulcérations et nécrose du tissu cellulaire. La formule donnée par M. Ziemssen [1] est :

Chlorhydrate de quinine. . . . 4 gr.
Acide chlorhydrique . . . . . 1 gr.
Eau distillée . . . . 8 gr.

M. Otto Soltmann (de Breslau, 1881) emploie le *bichlorhydrate carbamidé de quinine* au 10[3] (une seringue complète). Il n'aurait jamais observé d'abcès et obtiendrait de meilleurs résultats qu'avec la quinine donnée à l'intérieur.

Emploi thérapeutique. — Fièvres intermittentes (Ignaz Lauger, Schachaud (de Smyrne), Goudas, Arnoult, M'Craith, Moore, Pletzer, Fronmüller, Eisenmann, Rosenthal, Zülzer, Paul et Jarotzki, Gualla, Desvignes, Sæmann, Decaisne, Moretti, Cardarelli, Piazza, Bartholow, Lorent, Erlenmeyer, Souirrouille Bukley, Maury, Eulenburg, Desguins, Tiedmann, Denis, Mitchell, Pilhan-Dufeilhay, Raymond, Soulez-May Figueira, etc.). Fièvre intermittente tuberculeuse (Mader, Lobl, Bouyer). Fièvre rémittente (Bulkley). Septicémie (Vigna). Manie (Kobner). Névralgies (Rosenthal, Bricheteau, Kôbner). Choléra infantile (Lauger). Choléra (V. Gräfe, Bourdon, Rosenthal, etc.). Fièvre typhoïde (Rosenthal, Eisentein jun.) Rhumatisme articulaire aigu et chronique (Bourdon, Dodeuil). Insolation (Hall). Convulsions, (Maragliano, 1876). Hydrophobie (Gualla). Pyoémie (Albanèse).

En résumé, les injections de sels de quinine ne doi-

ydrochlor. 5 gr.; solve ope Acid hydrochl. dil. 2 gr. in aq. dest. 8 gr. ; un centim. cube de la solution contient 50 centigr. de sel quinique, équivalant à 4) centigr. de quinine pure.

1. *Pharmacopea clinica*, Erlangen, 1883.

vent guère être pratiquées que dans des cas urgents ou quand il y a impossibilité de les administrer par la voie gastrique ou rectale [1].

Quinidine et Cinchonidine.

La *quinidine*, isomère avec la quinine, possède à peu près les mêmes propriétés physiologiques que celle-ci. Elle a été employée vers 1860 d'abord par Wunderlich. — Le *sulfate de quinidine*, peu soluble dans l'eau, a été administré par Strümpel (fièvre typhoïde) qui le considère comme supérieur au sulfate de quinine. — La quinidine et ses sels sont inusités en injections hypodermiques.

La *cinchonidine*, isomère avec la cinchonine, est insoluble dans l'eau ; elle pourrait, selon Bouchardat, remplacer la quinine ; elle est aussi efficace que la quinine (Coronado, Gubler). Le *bromhydrate* employa par Gubler et Coronado s'est montré en injections hypodermiques d'une innocuité complète ; à la dose de 40-60 centigr., il n'occasionne aucun des accidents de l'ivresse quinique, ne produit aucun accident local. Selon M. Chiron, elle pourrait produire, en irritant les centres moteurs corticaux, des convulsions épileptiformes, qui débuteraient par les muscles de la face, gagneraient ceux du cou, des membres antérieurs, etc.

Le *sulfate de cinchonidine* (Bouchardat, Wedel) serait aussi efficace que le sulfate de quinine. Il a été prescrit récemment avec succès dans plusieurs cas de fièvres intermittentes, par Bourru (1881) à la dose de 80 centigr. à 1 gramme (pas de vertiges, de bourdonnements, de troubles visuels, de pesanteur

1. Les *sels de cinchonine* n'ont pas, que nous sachions été employés hypodermiquement.

de tête, d'obnubilation des idées); il est moins toxique que la quinine ; son action serait moins énergique ou moins durable.

Sulfate de cinchonidine. . .	4 gr.
Acétate de morphine. . . .	0 gr. 05 centigr.
Eau distillée	50 gr.

M. Machiavelli injectait un gramme environ de cette solution (1875); le même auteur a aussi eu recours, d'après la même formule, au *chlorhydrate* de cinchonidine.

Le *tartrate neutre de cinchonidine* est trop peu soluble pour pouvoir être utilisé par la voie hypodermique.

La cinchonine, la cinchonidine et leurs sels sont d'un prix peu élevé. Peut-être quelques-uns des sels de cinchonidine, surtout le bromhydrate, pourraient-ils être substitués avec avantage, comme succédanés aux sels de quinine, par la voie hypodermique.

Quinoïdine (Quinine brute).

Ce serait un mélange solide de quinine, cinchonine et quinidine, etc., facilement soluble dans l'eau acidulée (1 gr. d'acide acétique dilué dans 0 gr. d'eau. — Binz). M. Bernatzik a employé la quinine pure amorphe (quinoïdine) en solution dans l'éther. M. Eulenburg conclut d'après ses recherches au rejet de cette solution ainsi que la teinture officinale de quinoïdine.

Quinoïdine.	5 gr.
Éther	15 à 20 centim. cubes.

Réduire par évaporation à 10 centimètres cubes. Cette solution détermine fréquemment des abcès.

Le *chlorhydrate* de quinoïdine est soluble dans parties égales d'eau et facilement résorbable. Mosler s'en est servi dans l'hypertrophie de la rate.

Quinoléine (Quinoline). — Tartrate et chlorhydrate de quinoléïne.

La *quinoléine* est insoluble dans l'eau, soluble dans l'alcool, l'éther, le chloroforme, la benzine. Le *tartrate* et le *salicylate* sont des sels stables, le premier est facilement soluble dans l'eau, le second soluble dans 80 parties d'eau, et dans l'alcool, l'éther, le benzol, la vaseline, la glycérine, les huiles grasses.

Principaux effets physiologiques. — Abaissement notable de la température (Donath, von Jaksch, Biach et Loimann, etc.) ; diminution et irrégularité des mouvements respiratoires ; troubles gastriques (nausées, vomissements), bourdonnement d'oreilles, sensation de pression sur la nuque. A dose toxique : fréquence de la respiration, diminution, puis abolition de l'excitabilité réflexe, paralysie complète et mort (souvent avec hypérémie et œdème pulmonaires). La quinoléine et ses sels jouissent de propriétés antiseptiques. La quinoléine serait un succédané de la quinine ; elle a sur celle-ci l'avantage d'être d'un prix peu élevé.

M. Hagens [1], sur 31 malades atteints de fièvre intermittente, a fait usage d'injections hypodermiques de citrate de quinoléine sans accidents locaux graves.

Citrate de quinoléine. . .	15 gr.
Eau distillée.	20 à 25 gr.
Acide citrique.	3 gr.

Les accès cessèrent de suite dans 32, 25 0/0 des cas; dans 55 0/0 des autres cas il y eut encore un accès. — La médication interne donne sur 35 cas 71 0/0 de

1. Hagens. — *Zeitsch. f. klin. Med.*, v, p. 212.

guérisons immédiates et 28 0/0 avec un accès consécutif.

Effets locaux. Le *tartrate*, le *chlorhydrate*, le *citrate de quinoléine* sont seuls employés en *injections hypodermiques*. Les injections de chlorhydrate, selon von Jaksch qui les a expérimentées à la dose de 0 gr. 20 centigr., sont douloureuses et souvent suivies d'une infiltration assez étendue du tissu sous-cutané. Il est préférable de se servir du tartrate, dont la coloration est blonde, qui présente une odeur moins prononcée, et est soluble dans l'eau [1] et l'alcool, mais insoluble dans l'éther. La dose moyenne pour l'homme adulte en injection hypodermique est de 20 centigr. à 1 gr.

Emploi thérapeutique. — Les sels de quinoléine ont été ordonnés jusqu'ici avec des résultats divers ou variables dans les fièvres intermittentes, les névralgies, la fièvre typhoïde, la coqueluche, la tuberculose, la pneumonie, l'érysipèle, la septicémie, etc. La quinoléine et ses sels nécessitent de nouvelles recherches; on ne saurait dès maintenant se prononcer sur leur valeur réelle.

Quinone. Hydroquinone.

La quinone est très peu soluble dans l'eau froide; plus soluble dans l'alcool et l'éther. L'hydroquinone, dérivé bihydroxylé de la benzine, isomère de la pyrocatéchine et de la résorcine, est très soluble dans l'eau, l'alcool et l'éther; elle est sans odeur, d'une saveur douceâtre.

Principaux effets physiologiques. — Abaissement rapide de la température; une dose de 20 centigr. en solution amène déjà un abaissement de 5 dixièmes; des doses de 40 à 60 centigr. produisent encore plus

1. Il nous a été impossible de dissoudre le tartrate dans l'eau; il était soluble dans l'alcool à chaud.

sûrement cet effet ainsi que la diminution du pouls. De 80 centigr. à un gr. on observe fréquemment des phénomènes d'excitation semblables à ceux produits par des doses actives de résorcine. La durée de ces phénomènes serait courte.

La facile solubilité et l'action peu irritante de l'hydroquinone rend ce corps très propre à son emploi en injections hypodermiques. Ces injections ne seraient pas plus douloureuses qu'une injection d'eau.

Hydroquinone. . . 10 gr.
Eau distillée . . . 100 gr.

BRIFORD, STEFFEN.

40 gouttes et au-dessus, soit 20 centigr. d'hydroquinone. A la suite de cette injection, la température baisserait dans l'intervalle d'une heure de 2°, et le pouls d'un tiers, mais cet effet n'est que momentané.

R

Résorcine.

C'est un dérivé hydroxylé de la benzine, isomère de l'hydroquinone et de la pyrocatéchine, très soluble dans l'eau (95/100), dans l'éther, l'alcool, la glycérine, la vaseline, etc., insoluble dans le chloroforme et le sulfure de carbone. — Les solutions aqueuses, exposées à l'air et à la lumière, prennent au bout de peu de temps une coloration plus ou moins brunâtre, suivant leur degré de concentration et sans altération appréciable ; leur réaction est neutre au papier de tournesol.

Principaux effets physiologiques. — La résorcine[1] a

1. La résorcine a été employée fréquemment, dans ces dernières années, dans les nombreuses affections où l'acide phénique a été uti-

les mêmes propriétés que l'acide phénique, l'acide salicylique ; elle est antifermentescible (1/100) et antiputride (1,50/100). Son action toxique est toutefois inférieure à celle de l'acide phénique.

« De 30 à 60 centigr. par kilogr. du poids du corps de l'animal, elle produit un tremblement, des convulsions cloniques, de l'accélération de la respiration et de la circulation, le tout disparaissant dans l'espace d'une heure. La sensibilité et la conscience sont intactes. A partir de 60 centigr. par kilogr., des vertiges intenses et la perte de connaissance surviennent ; la sensibilité est obtuse ; les convulsions cloniques sont violentes et fréquentes et se localisent surtout à la moitié antérieure du corps de l'animal. Dilatation des pupilles. Respiration et circulation excessivement accélérées. La température est peu influencée. L'état normal revient au bout d'une à deux heures. De 90 centigr. à un gramme par kilog. la mort survient après 30 minutes, précédée des mêmes phénomènes, beaucoup moins accentués aux membres ; contractions tétaniformes des muscles de la nuque. La température monte graduellement et sans exception jusqu'à 41° au moment de la mort [1]. »

Selon M. Russo Giliberti [2], la résorcine, à la dose moyenne de 8 centigr. par kilogr., produirait après 45 minutes un abaissement de la température (9 dixièmes) et le retour à la température initiale aurait lieu en 2 h. A la dose de 19 centigr. l'abaissement est de 1° 6, mais cette dose est toxique. L'élimination

lisé. Les doses généralement administrées sont de 3 à 8 gr. ; pour les adultes, toutefois il est bon de débuter par de faibles doses.

1. Callias (Hippocrate). — *De la résorcine et de son emploi en thérapeutique ; recherches expérimentales et cliniques*. Th. Paris, 1881. Nous avons emprunté à cet auteur presque tous les détails qui précèdent et qui suivent.

2. Giliberti. — *Contributo allo studio fisiologico della Resorcina.* (*Arch. per le scienze. med.*, vol. III, n° 11).

de l'acide carbonique ne serait que peu influencée par ce médicament.

La résorcine, mise en contact avec des liquides contenant de l'albumine ou avec l'albumine de l'œuf, coagule celle-ci immédiatement (albuminate de résorcine). Des solutions légèrement concentrées sont cautérisantes (opacité, coloration blanchâtre des tissus cellulaire, musculaire, etc.). La résorcine produit souvent chez l'homme des bourdonnements d'oreilles et des vertiges. Elimination rapide par les urines. Lorsqu'on veut faire usage d'injections hypodermiques ou profondes, on peut formuler ainsi :

Résorcine.	5 à 20 gr.
Eau distillée	100 gr.

Ces injections n'occasionneraient aucun accident. — Dans la sciatique invétérée, des injections intramusculaires d'une solution de 10 à 20 pour 100 de résorcine peuvent produire une dérivation locale salutaire.

Dans l'érysipèle MM. Bogusch, Stibnewski, Ugo Bassi, etc. ont employé avec succès hypodermiquement une solution à 5 0/0. Cattani a usé de la solution hypodermique à 5 0/0 sans accidents locaux ou généraux. Il assure avoir obtenu par cette voie une action rapide et sûre. (*Resorcina*, par Testa, dans *la Scuola medica napolitana*, sept. 1883).

S

Sang (Voir INJECTIONS NUTRITIVES).

Salicylate de soude.

Le salicylate de soude est très soluble dans l'eau.

Principaux effets physiologiques. — L'action antifermentescible et antiputride du salicylate de soude admise par les uns (Buchholtz, Binz, Domingos, Freire), est niée par les autres (Kolbe). Ralentissement de la circulation et de la respiration, diminution de la pression sanguine et de la température. *A doses élevées :* sueurs, nausées, vomissements, bourdonnements d'oreilles. *A dose toxique :* convulsions et asphyxie par paralysie de la respiration. *Elimination* par les reins.

Il ne faut pas oublier que le salicylate de soude est contre-indiqué dans l'alcoolisme, les accidents cérébraux, l'adynamie cardiaque et les lésions rénales.

Effets locaux. — Selon M. Domingos Freire, sauf les ecchymoses, les autres accidents locaux seraient très rares si le médicament est dilué dans une quantité d'eau suffisante. Aussi, lorsqu'on veut injecter une dose un peu forte, est-il nécessaire de faire un grand nombre de piqûres [1]. M. Domingos Freire a préconisé les injections hypodermiques de salicylate de soude dans le traitement de la fièvre jaune aux doses de 1 gr., 1 gr. 30 et plus, dans la première période ; à celles de 10, 15 et 20 centigr. répétées à de longs intervalles dans la deuxième période.

Salicylate de soude. . .	1 gr.
Eau distillée	4 gr.

Le salicylate de soude doit être absolument neutre ; la solution filtrée est faite seulement au moment de l'administration. La solution employée par M. Dujardin-Beaumetz et autres ne serait nullement douloureuse et ne produirait aucun accident local. Dans cette solution, le salicylate est associé à la caféine.

1. M. Collard (de Liège), qui a essayé les injections hypodermiques de salicylate de soude dans le traitement de la fièvre typhoïde, aurait dû y renoncer ; le traumatisme était mal supporté.

Caféine.	4 gr.
Salicylate de soude. . .	3 gr.
Eau distillée.	6 gr.

Saponine.

La saponine, principe actif (glycoside) de la racine du *polygala senega*, est soluble dans l'eau. Se basant sur les recherches de MM. Pelikan et H. Kohler, M. Eulenburg en fit l'essai hypodermiquement sans résultat satisfaisant (solution à 2 et 5 0/0 dans un cas de sciatique, de névralgie intercostale et dans plusieurs cas d'épilepsie avec aura).

Saponine. . . .	1 gr.
Eau distillée . .	20 à 50 gr.

50 centigr. ou dix gouttes de la solution à 2 0/0 correspondant à un centigr. de saponine. Les *accidents locaux* (douleur vive, induration persistante rougeur érysipélateuse, etc.) et les *phénomènes généraux* (frissons, nausées, vomissements, parésie, céphalalgie, etc.), observés à la suite des injections, doivent faire rejeter leur emploi thérapeutique (Eulenburg).

Scillaïne et scillipicrine [1].

La *scillaïne*, glycoside extrait de la scille, agirait, injectée sous la peau, à la façon de la digitaline (E. Jarmested). — La *scillopicrine*, autre glycoside de la scille, aurait été administrée hypodermiquement par M. Fronmüller comme diurétique.

1. Consulter pour les effets physiologiques des dérivés de la scille la thèse de M. Konig (*Eine Untersuchungen über die Wirkungsart der Extractum Scillæ, Scillitin und Theverisin*, Gœttingen, 1875) et C. Moller (*Ueber Scillipicrin, Scillitoxin und Scillin*, Gœttingen, 1878).

Scillopicrine. 1 gr.
Eau distillée.. 10 à 50 gr.

Dose : de 2 à 10 centig. de substance active.

Scoparine (Voir SPARTÉINE).

Seigle ergoté (Voir ERGOTINE).

Sérum (Voir INJECTIONS NUTRITIVES).

Sodium (Chlorure de)

L'injection hypodermique d'eau salée cause une douleur très vive et laisse à sa suite une induration, parfois même des abcès. Précédée d'une injection de sulfate d'atropine, elle n'occasionnerait aucune douleur (Bertin, de Gray (1863).

Les injections d'eau salée sont surtout utilisées contre les névralgies (sciatiques, etc.), le lumbago, l'angine de poitrine, le torticolis, les foulures, etc. (Ruppaner, Bertin, Luton, etc.). — M. Lubanski (de Nice) les a administrées dans la diarrhée des phtisiques pour favoriser l'appétit et la digestion ; il n'aurait jamais eu d'accidents locaux (1874). On utilise la solution de chlorure de sodium au vingtième dans la *transfusion hypodermique* (Voir INJECTIONS NUTRITIVES et SULFATE DE SOUDE).

Sodium (Iodure de)

Ce sel a été employé par M. Arcari en injections hypodermiques. Ce mode d'administration nécessiterait des doses trois fois moindres que par la voie stomacale. M. Arcari n'aurait observé aucun accident local. (*Gazetta medica Saint Lombardia*, 1885, nº 11. Voir IODURE DE POTASSIUM).

Soude (Lactate de)

Le lactate de soude proposé par M. Preyer comme hypnotique (doses allant jusqu'à 18 gr.) a été introduit hypodermiquement sous la peau par M. L. Meyer à la dose de 60 centigr. Il n'en obtint aucun effet [1] ; le lieu de l'injection fut le siège de violentes douleurs.

Soude (Sulfate de) [2]

Essayé d'abord hypodermiquement sans résultat laxatif par Gubler, puis par Luton (10 centigr. pour 2 gr. d'eau) avec des effets laxatifs peu marqués.

Sulfate de soude. . .	0 gr. 10 centigr.
Eau distillée. . . .	1 gr.

L'usage hypodermique du sulfate de soude a été préconisé par M. Luton contre les vomissements en général, le choléra, etc. Il se sert pour les injections d'une seringue d'une contenance de 5 gr. Elles doivent être pratiquées dans les régions riches en hypoderme et être faites profondément. La solution dont il use est au dixième. Dans certains cas, surtout dans

1. Les essais faits par M. Bötticher dans la clinique de M. Nothnagel démontrent que ce sel n'est qu'un hypnotique très faible et incertain.

2. Hiller (*Ueber die subcutane Anwendung von Abführmitteln. — Zeitsch. f. klin. med.* Berlin, 1882, p. 481, 497) a essayé hypodermiquement un grand nombre de substances purgatives, parmi lesquelles nous citerons l'aloïne, la colocynthine (sol. 0 gr. 3 : 30). — Diarrhées séreuses après 4-6 heures ; vives douleurs locales, la citrulline, l'extrait de coloquinte, l'élatérine, l'acide cathartique du séné, la leptandrine, l'évonymine, la baptisine, etc. Cet auteur ne croit pas, d'après ses expériences, qu'il faille donner la préférence pour les purgatifs à la voie hypodermique qui ne doit être réservée que pour les cas où leur administration interne est impossible.

l'athrepsie, M. Luton recommande soit la solution de sulfate de soude, soit la solution suivante :

Sulfate de soude	10 gr.
Phosphate de soude cristallisé. .	5 gr.
Eau distillée	100 gr.

Dose : 5 grammes au minimum (une fois par semaine).

Spartéine.

La spartéine est un alcaloïde liquide, huileux, tiré du *cytisus scoparius*. (Légumineuses-papilionacées, tribu des génistées) dont les pousses contiennent encore un autre principe actif, la scoparine [1]. La décoction des pousses du genêt à balais passe pour purgative, diurétique et même légèrement narcotique. Les effets physiologiques de la spartéine se rapprocheraient beaucoup, selon MM. Nothnagel et Rossbach, de ceux de la conicine (Voir aussi la thèse Rymon, Paris, 1880).

Sulfate de spartéine. . .	1 gr.
Eau distillée	50 r.

FRONMULLER SEN.

Les effets diurétiques se montreraient déjà à la dose de 2 centigr.

1. Ces deux alcaloïdes ont été retirés par M. Merck (*Chemiker Zeitung*. III, 1879, p. 380). La *Scoparine* (poudre jaune, dans laquelle le microscope décèle des aiguilles cristallisées) est peu soluble dans l'eau, facilement soluble dans l'alcool et la glycérine. Elle a été employée hypodermiquement comme diurétique à la dose de 3 cent. :

Scoparine. . . .	0 gr. 06 centigr.
Eau distillée . .	0 gr. 50 centigr.
Glycérine. . . .	0 gr. 25 centigr.

Strychnine et ses sels.

La strychnine est extraite des semences du *strychnos nux vomica et ignatia*. L'écorce contient plus de brucine que de strychnine ; l'écorce du strychnos tieuté et du Hoàng-nan contient aussi de la strychnine. Elle est très peu soluble dans l'eau, l'alcool ordinaire et l'éther. Ses sels sont tous solubles dans l'eau et plus toxiques que l'alcaloïde pur. Le chlorhydrate et le nitrate sont plus actifs que le sulfate.

Principaux effets physiologiques. — Augmentation de la sensibilité tactile ; fourmillements ; salivation ; anxiété ; vertiges ; accélération de la respiration ; roideur des muscles du cou ; secousses tétaniques composées, successives et subintrantes, avec opisthotonos et extension forcée des membres inférieurs et du tronc ; trismus (action sur le bulbe et la moelle épinière), dilatation des pupilles, élévation de la pression sanguine ; abolition de la motricité des nerfs moteurs ; ralentissement des battements cardiaques mort par asphyxie, arrêt du cœur ou modifications (inconnues) des centres nerveux. La strychnine possède en outre des propriétés antiputrides et antifermentescibles assez prononcées. La propriété cumulative de la strychnine est généralement admise ; toutefois Leube et Rosenthal admettent l'accoutumance par l'usage prolongé.

Effets locaux. — Le sulfate de strychnine ne produit aucun accident local. Il en serait de même du nitrate. On a noté au niveau de la piqûre l'érection des follicules pileux (chair de poule).

Doses. — Dose mortelle minima pour l'homme : 3 centigr. (Husemann) ; on ne doit débuter que par des doses très faibles (1/2 à un milligr.) et ne les élever que progressivement en interrompant dès l'apparition de quelques phénomènes toxiques, roideur des muscles du cou, secousses, etc.

Antagonisme. — Fève de Calabar (Watson, Keyworth, etc.) (?) chloroforme en inhalations et chloral (Liebreich, Rajewsky). Faux antagonisme : curare.

Nitrate de strychnine. . 0 gr. 05 centigr.
Eau distillée. . . . . . 10 gr.

Une seringue, soit 20 gouttes, contient 5 milligr. de sel.

Sulfate de strychnine. . . 0 gr. 123 milligr.
Eau distillée . . . . 31 gr.

BARTHOLOW.

La seringue, soit 20 gouttes, représente donc environ 4 milligr. de sel, et 5 gouttes un peu plus d'un milligr.

Sulfate de strychnine. . . . 0 gr. 30 centigr.
Eau distillée . . . . 30 gr.

DOLBEAU.

10 gouttes tous les deux jours contre le prolapsus rectal des enfants au pourtour de l'anus.

La noix vomique et la strychnine ont été préconisés par Luton et autres dans le traitement du *delirium tremens :*

Sulfate de strychnine. . 0 gr. 10 centigr.
Eau de laurier-cerise. . 10 gr.
Eau distillée . . . . . . 10 gr.

Chaque seringue contient 5 milligr. de sel. On pratique une injection toutes les demi-heures jusqu'à quatre, puis toutes les heures. (La dose doit atteindre de 2 à 4 centigr. de sulfate de strychnine (Luton). Les disques de Savory contiennent un milligr.

La teinture de noix vomique a été utilisé hypodermiquement par M. Luton dans le catarrhe suffocant, dans l'agonie et dans la période ultime des états adynamiques jusqu'à la dose de 5 grammes. Comme effets locaux, cet auteur a noté un peu de tuméfaction, de chaleur et une douleur tolérable, le tout se dissipant en une heure ou deux.

Emploi thérapeutique. — Paralysie des cordes vocales, des muscles crico-thyroïdiens (Waldenburg, Neudorfer). Paralysie saturnine (Lorent), prolapsus rectal des enfants (Wood, Foucher, Dolbeau, Büdner, Lorent, Guala, Heusch)[1]. Paralysies (hémiplégies, paraplégie, paralysie par compression du radial, paralysie du nerf facial) (Béhier, Courty[2], Hunter, Reuben, Vance, Echeverria, Pletzer, Lorent, Beigel, de Casa, etc.) Héméralopie (Chisolm); amaurose (Frémineau, Seaman, Nagel). Crampe des écrivains (Rossander, Bianchi). Incontinence d'urine (Bois, Kelp, Fronmüller, Lorent, Cérenville). Douleurs fulgurantes du tabes (Pletzer); sciatique (Pletzer); emphysème pulmonaire (Lorent); choléra (Guttmann); empoisonnement par le chloral (Lewinstein). Paralysies diphtéritiques (Acker); paralysie infantile, atrophie musculaire progressive, ataxie locomotrice. Choléra (5 à 6 gouttes d'une solution à 2 0/0 dans la seconde période; Maestro Perez, 1885.)

Sulfate d'atropine, de cuivre, de magnésie, de soude (Voir Atropine, Cuivre, Magnésie, Soude).

T

Tannin.

Employé à titre de dérivatif par MM. Luton et

1. Guersant et Giraldès n'en auraient obtenu aucun résultat.
2. Dans la paralysie du nerf facial, M. Courty injecta avec succès de 8 à 16 gouttes d'une solution de sulfate au 50e ou au 100e, tous les 2 ou 3 jours.

Schwalbe (1 à 2 gr. de solution au 10e et au 5e). Quant aux solutions iodo-tanniques (Guilllermond), elles sortent de notre cadre (varices, etc.).

Tartrate de Fer (Voir Fer).

Tartre stibié (Voir Emétine).

Tayuya.

Le *tayuya*, tiré des racines du *dermophylla pendulina* (cucurbitacées), a été introduit dans la pratique médicale par M. Ubicini (de Pavie). Les médecins italiens (Faraoni (1876), l'emploient comme amer, tonique, antisyphilitique et antiscrofuleux ; dans la scrofule et la syphilis, ils en auraient obtenu des résultats merveilleux (!). MM. Ambrosoli (de Milan) et Gamberini (de Bologne) employèrent hypodermiquement la teinture de tayuya. Le premier l'injecta pure à la dose d'un gramme dans trois cas de syphilis constitutionnelle, il n'observa qu'une légère réaction locale. Dans deux cas il lui suffit d'une seule injection (!!) pour obtenir la guérison ; dans un autre il la répéta après huit jours ; la guérison fut complète (!).

Quant au professeur Gamberini, il débuta par des injections de teinture coupée de moitié d'eau, puis de teinture pure ; la dose d'un gramme fut bien tolérée, mais elle donna lieu à la formation d'une tuméfaction dure et indolente. Beaucoup d'autres auteurs italiens ont depuis employé le tayuya souvent avec le même succès, surtout dans la scrofule.

M. Eulenburg, qui a expérimenté la teinture de tayuya de M. Ubicini, ne lui a reconnu aucune efficacité réelle aux doses indiquées. MM. Geber[1],

1. M. Geber l'aurait employé intérieurement et en injections hypodermiques avec un succès relatif (guérison d'exanthèmes syphilitiques légers).

Concetti, Pelizarri, Marcacci, Zanarelli, Rasori, Zeissl obtinrent les mêmes résultats négatifs. Pour Sigmund (de Vienne) le tayuya serait non seulement inefficace, mais encore nuisible.

Teinture d'iode, de jusquiame, d'hyoscyamine (Voir Iode, Jusquiame, Hyoscyamine).

Thalline.

La *thalline* est un dérivé de la quinoléine. Découverte par Skraup, elle fut d'abord employée par M. Jaksch (de Vienne). Tous les sels de thalline se dissolvent facilement dans l'eau (tartrate, sulfate, chlorhydrate, acétate) ; le chlorhydrate s'altère rapidement à la lumière ; c'est au sulfate que l'on a principalement recours en thérapeutique ; il est soluble dans cinq fois son poids d'eau froide ; le tartrate est soluble dans dix parties d'eau. L'éthylthalline et ses sels sont également solubles dans l'eau. Les solutions concentrées de thalline ont une saveur amère et salée ; les solutions diluées une saveur aromatique.

Jaksch [1], le premier, a reconnu l'action antipyrétique de la thalline. Il s'est servi des chlorhydrate, sulfate et acétate de thalline, et du chlorhydrate d'éthylthalline aux doses de 25, 50 et 75 centigr. L'abaissement de la température est considérable (de plusieurs degrés), mais l'on noterait souvent des sueurs lors de l'abaissement thermique, puis du frisson lors de l'élévation ultérieure de la température. Jamais on n'a observé de collapsus. On a noté

1. Jaksch. *Thallin, ein neues Antipyreticum* (*Wien. med. Woch.*, 1884, n° 48 et *Deutsche medizinische Blätter*, nov. 1884). — Le nom de thalline a été donné à ce corps à cause de la coloration verte que produisent ses solutions au contact du perchlorure de fer.

une augmentation de la pression sanguine (Pisenti) et une diminution du pouls et de la respiration. Le minimum de température s'observerait de 2 à 3 heures après l'administration du médicament qui, du reste, n'aurait aucune influence sur la marche et la durée des maladies diverses contre lesquelles il a été prescrit.

L'action de la thalline serait plus durable que celle de la kairine; plus active (25 centigr. = 1 gr.) que celle de l'antipyrine; mais l'effet de celle-ci serait plus durable. — A la dose de 60 à 80 centigr. les sels de thalline ne produisent chez les lapins aucun phénomène toxique; à la dose de 50 centigr. à 1 gramme, ils n'exercent aucune action sur l'homme sain. Tous les sels de thalline ont une action antifermentescible. L'élimination s'opère par les reins (Jaksch). MM. Brouardel et P. Loye ont montré que le mode d'action de la thalline est le même que celui de la kairine c'est-à-dire destruction de l'hémoglobine du sang. (*Société de biologie*, janv. 1885.)

M. Alexander [1] a expérimenté à la clinique de M. Biermer le *tartrate* et le *sulfate* de thalline, et en a obtenu des résultats identiques à ceux de M. Jaksch. Avec une dose de 25 centigr., l'effet ne durerait que deux heures en moyenne, aussi doit-on, pour avoir un effet constant, répéter toutes les heures la dose du médicament. — M. Grocco (de Pavie) a employé l'*acétate de thalline* : à la dose de 25 centigr., ce serait un puissant antipyrétique; il aurait observé à la suite de son administration, des sueurs profuses, la diminution de fréquence du pouls et de la respiration. Dans certains cas d'intolérance, il l'administra sans inconvénient en injection hypodermique à la dose de 10 centigr. La durée de l'action de ce sel

1. Alexander. *Ueber die Wirkungen der Thallinsalze*, (*Centralbl. f. klin Medizin*, 7 févr. 1885).

varierait entre 4 et 6 heures en moyenne. — M. Mingazzini[1] a utilisé le *sulfate* et le *tartrate* de thalline. — Il a de plus usé hypodermiquement de la solution suivante :

Sulfate de thalline. . . .	1 gr.
Eau distillée chaude. . .	5 gr.

Il est nécessaire, à cause de la précipitation qui s'y produit à froid, d'employer toujours la solution tiède. Cette solution ne produirait ni abcès, ni autres accidents locaux; à la dose de 10 centigr. (équivalant à 25 centigr. par voie stomacale), l'abaissement de la température atteindrait 2° 1/10 à 3/10 et durerait de 6 à 9 heures. M. Pisenti[2] dit aussi que les solutions aqueuses de sulfate de thalline en injection hypodermique sont exemptes de tout danger.

La thalline présente sur l'antipyrine, l'avantage de ne nécessiter l'emploi que de petites doses, de ne produire que très rarement des vomissements. L'antipyrine a au contraire sur la thalline l'avantage de son action de plus longue durée, l'absence ordinaire de frissons, l'abaissement du pouls en relation avec celui de la température, et enfin, selon certains auteurs, son action favorable sur les articulations dans le rhumatisme articulaire aigu.

Térébenthine (Huile essentielle de)

L'*essence de térébenthine* pure a été donnée hypodermiquement sans succès par M. Luton dans un cas de sciatique rebelle, à la dose d'un gramme. L'in-

1. Mingazzini. *La Tallina, nuovo antipiretico* (*La Spallanzan*, mars 1885).
2. Pisenti. *Sull'azione fisiologica della Tallina* (*Annali di chimica médico-farmaceutica*, etc. mars 1885).

jection fut assez douloureuse et il s'ensuivit un abcès. — Les injections de térébenthine dans les néoplasmes (carcinomes, sarcomes) ont été utilisées avec succès (Vogt), mais elles rentrent dans les injections interstitielles dont nous n'avons pas à nous occuper ici.

Thébaïne.

La *thébaïne* a été administrée hypodermiquement dans les névralgies par MM. Eulenburg (forte cuisson au lieu de la piqûre) et Waldemar (de Saint-Pétersbourg).

Transfusion hypodermique (Voir Injections nutritives, Sulfate de soude, etc.).

U

Ulmaire (Voir Eaux distillées).

V

Valdivine.

Extraite par M. Tanret de la graine du *simaba valdivia* (simaroubées), arbre originaire de la Colombie, elle est très peu soluble dans l'eau (1/600), soluble dans l'alcool à 70° (1/60), moins dans l'alcool absolu (1/190), très soluble dans le chloroforme, insoluble dans l'éther.

La valdivine a des propriétés toxiques très prononcées ; elle produit la mort chez les lapins à la dose de 2 à 4 milligr. selon la taille ; il est à remarquer que ses effets ne se font sentir que très tardivement.

Pendant les 4 à 5 premières heures, l'animal paraît aussi bien portant qu'auparavant ; on observe souvent, surtout à doses un peu fortes, une élévation de la température et une accélération des battements du cœur. M. Restrepo (*loc. cit.*), à qui nous empruntons tous nos renseignements, a encore noté des vomissements chez le chien et chez l'homme (4 milligr.). L'étude physiologique, faite par cet auteur, laisse à désirer et il y aurait lieu de soumettre la valdivine à de nouvelles expériences.

La *dose* employée chez l'homme n'a pas dépassé 4 milligr. *Localement* nous voyons que parfois « les points où étaient faites les piqûres étaient un peu enflés. »

Valdivine.	0 gr. 002 milligr.
Eau distillée. . .	1 centim. cube.

MM. Restrepo et Dujardin-Beaumetz l'ont administrée sans succès dans les fièvres intermittentes, et expérimentée au Jardin des plantes contre la morsure des serpents, sans résultat (*Crotalus adamanteus et durissus*).

M. Nocard a expérimenté la cédrine et la valdivine sur des lapins (inoculation et rage mue). Il paraît n'en avoir retiré d'autre avantage qu'une action sédative des plus accusées, du moins en ce qui concerne la valdivine.

Vératrine.

Extrait du rhizome du *veratrum album* (colchicacées), du *veratrum viride* et des semences du *sabadilla officinalis*, elle est insoluble dans l'eau, soluble dans l'alcool et l'éther. Tous les sels, surtout le nitrate, sont solubles dans l'eau. Des doses de 5 milligr. à un centigr. suffisent pour produire des phénomènes toxiques très accentués chez tous les animaux, l'homme compris.

Principaux effets physiologiques. — Antipyrétique. Sensation de chaleur, puis de brûlure (voie stomacale); nausées, vomissements, coliques, diarrhée; fourmillements dans les membres; mouvements respiratoires rares et pénibles, pouls lent et irrégulier après accélération primitive; abaissement de la température; céphalalgie violente, contractions musculaires involontaires, collapsus et défaillances; dilatation pupillaire. La salivation et les vomissements sont les deux phénomènes les plus fréquents. Avec le veratrum on peut continuer l'administration malgré le vomissement, dans le cas où l'action antipyrétique n'a pas encore eu lieu (Linon); il n'agit le plus souvent qu'après les vomissements, l'abaissement du pouls précède toujours celui de la température; son action se manifeste deux à trois heures après son administration (Linon). Les *doses* ne sont pas cumulatives.

Vératrine.	0 gr. 05 centigr.
Alcool dilué . . .	āā 5 gr.
Eau distillée. . .	āā 5 gr.

2 à 6 gouttes de la solution équivalent à un et trois milligr. de substance. Selon Erlenmeyer, la teinture de veratrum viride aurait été injectée hypodermiquement dans quelques cas.

Emploi thérapeutique. — Pneumonie[1], névralgies (Lorent). Douleurs névralgiques et rhumatismales (Bois); rhumatisme (Eulenburg, Hiffelsheim). Maux de dents et névralgies rhumatismales (Erlenmeyer, sans succès); fièvres continues; symptôme fièvre (Eulenburg, Seitz).

1. Ne pas oublier que la pneumonie ne comporte pas de méthode thérapeutique générale.

M. Eulenburg qui l'injecta en solution alcoolique (1/250) observa des abcès ; plus tard il l'employa dans les mêmes proportions avec parties égales d'eau et d'alcool. MM. Lorent, Erlenmeyer, Hiffelsheim, Eulenburg durent tous renoncer à son emploi en injections hypodermiques, à cause de ses effets locaux irritants.

M. Bois s'est servi d'une solution aqueuse (1/100) de nitrate de vératrine : il aurait injecté de 1/2 à un milligr. de sel avec succès. « Mais, dit-il, le contact de la solution avec les tissus a occasionné des douleurs d'une telle intensité que le remède a été trouvé de beaucoup pire que le mal » ; « aucune inflammation locale ne s'est d'ailleurs manifestée ». M Linon, dans sa thèse (1868, Strasbourg), dit avoir vu administrer la teinture à l'intérieur et en injections hypodermiques. » M. Hepp l'avait obtenue en faisant dissoudre l'extrait résineux dans l'alcool à 56° dans la proportion de 40 centigr. de veratrum dans 10 gr. d'alcool. Le même auteur ajoute, quelques pages plus loin, qu'il se produisit un abcès phlegmoneux, à l'endroit de la piqure, et que M. Hepp se proposait de faire dissoudre l'extrait résineux dans la glycérine, espérant que cette solution serait moins irritante. La *vératrine* a été utilisée par MM. Cagny, Leblanc, en médecine vétérinaire (3 à 5 gr. de solution alcoolique à 1/25 chez le cheval) (Congrès de Blois, 1884).

Z

Zinc (chlorure de).

M. Luton l'a employé (solution au cinquième) dans les névralgies, entre autres dans la sciatique (*loc. citat.*, p. 112).

Zinc (Sulfate de).

Le sulfate de zinc aurait été administré hypodermiquement par M. Wyschinski en solution étendue contre des vomissements dus à une dyspepsie rebelle.

TABLE DES NOMS D'AUTEURS

PAR ORDRE ALPHABÉTIQUE

A

B

1. Les noms cités plusieurs fois dans le même article ne figurent qu'une fois dans la table.

D

E

F

G

H

I

J

K

L

M

N

O

T

ERRATA

P. XXIII, au lieu de Colombo, lire *Coulombe*.

P. 7, au lieu de Salkowski, lire *Saikowski*.

P. 10, ligne 1, au lieu de Schnitzner, lire *Schnitzler*.

P. 18, ligne 2 de la note 1, au lieu de sozerina, magni, lire *Soresina, Magri* ligne 1 de la note 2, au lieu de Bohandling, lire *Behandling*.

P. 50, ligne 2 de la note 2, au lieu de Oinhart, lire *Li nhart*.

P. 62, ligne 12, au lieu de Baratom, lire *Baratoux*.

P. 63, ligne 1, au lieu de Cortwright, lire *Cartwright*.

P. 68, ligne 8, au lieu de Jabst, lire *Jobst*.

P. 69, ligne 21, au lieu de Baltz, lire *Bälz*.

P. 74, ligne 1 de la note 1, au lieu de Lehman, lire *Lehmann*.

P. 81, ligne 25, au lieu de Cantini, lire *Cantani*.

P. 85, ligne 1 de la note 2, au lieu de d'Ornelias, lire d'*Ornellas*.

P. 98, ligne 14, au lieu de Kobner, lire *Köbner*.

P. 109, ligne 18, au lieu de Früntzel, lire *Fräntzel*.

P. 110, ligne 3 de la note 1, au lieu de ichthyosulfurium, lire *ichthyosulfuricum*.

P. 111, ligne 9 de la note 1, au lieu de Eichom, lire *Eichhorn*.

P. 112, ligne 1, au lieu de Varem, lire *Waren*.

P. 120, ligne 9 de la note 1, au lieu de Saikowkys, lire *Saikowski*.

P. 121, ligne 9, au lieu de Kussmaul, lire *Küssmaul*.

P. 186, ligne 24, au lieu de Acari, lire Arcari.

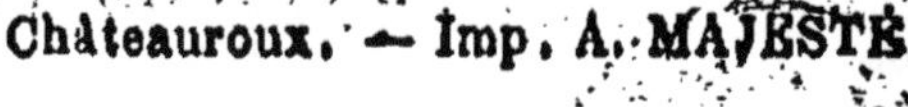

Châteauroux. — Imp. A. MAJESTÉ.

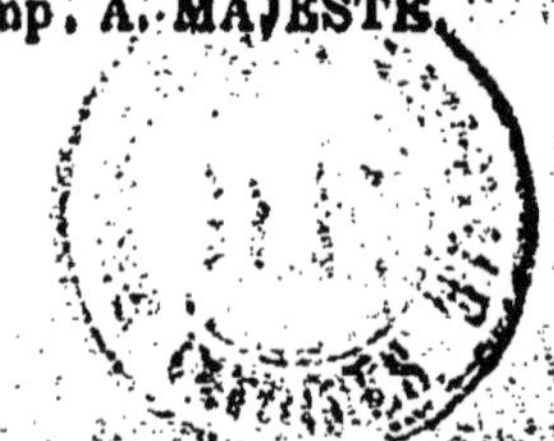

Châteauroux. — Typ. et Stéréotyp. A. MAJESTÉ

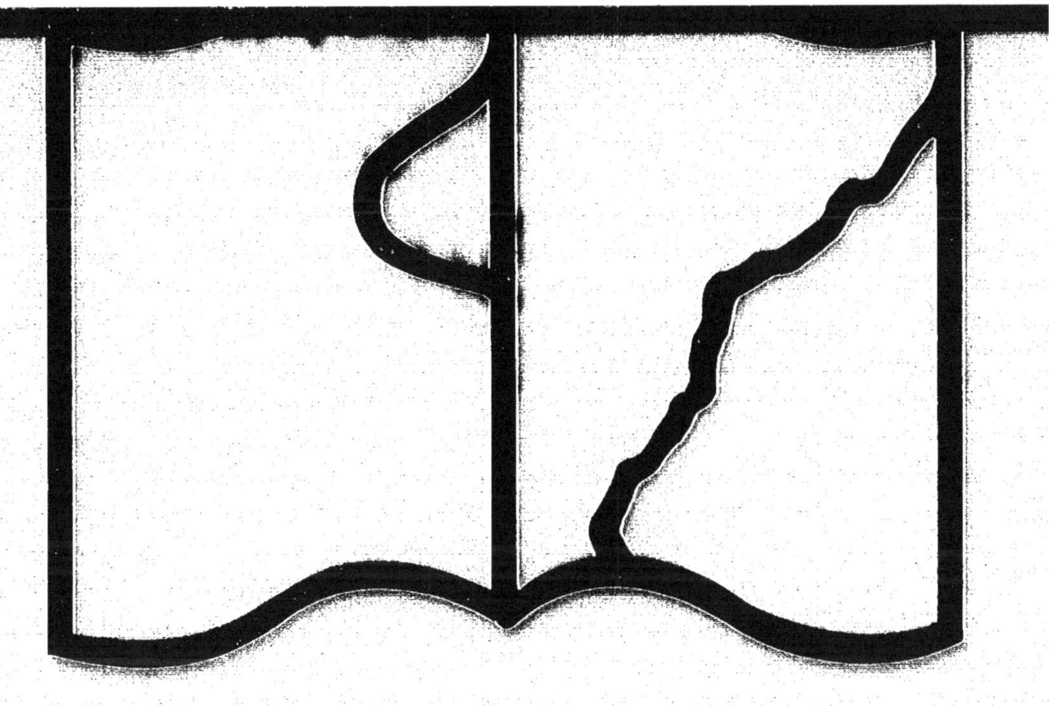

Texte détérioré — reliure défectueuse

NF Z 43-120-11

www.ingramcontent.com/pod-product-compliance
Ingram Content Group UK Ltd.
Pitfield, Milton Keynes, MK11 3LW, UK
UKHW021103230726
13926UKWH00004B/1987